MICROBIOLOGIA!

Perché Ciò Che Non Conosci Potrebbe Ucciderti

Traduzione di Mario Plebani[1], Giorgio Da Rin[2] e Rossella Perilli[3]

[1]Dipartimento Medicina di Laboratorio, Azienda Ospedaliera-Università di Padova, Padova

[2] UOC Medicina di Laboratorio, ASL 3 Bassano del Grappa

[3]UOC Qualità ed Accreditamento, Azienda Ospedaliera di Padova

Alan H.B. Wu, Ph.D.

ISBN-13: 978-0-9863634-4-3

eBook ISBN: 978-0-9863634-5-0

Indice dei contenuti

Cosa fanno i ricercatori per la scienza

Prefazione

L'incredibile successo della traduzione italiana da me curata del libro di Alan Hb Wu "*L'assassino occulto: quando qualcosa va male nell'esame di laboratorio*", mi ha indotto a qualche riflessione sui motivi dell'interesse manifestato da più parti.

Il titolo è certamente accattivante ed invoglia a scoprire chi sia "l'assassino occulto", ed ancor più invoglia a mettere assieme due facce occulte della medicina di laboratorio: quella che salva la vita, anche se spesso non viene riconosciuta dai pazienti e dall'opinione pubblica, e quella, ancor meno apprezzata al giorno d'oggi, che è correlata alla qualità, o meglio alla non-qualità, dell'informazione di laboratorio che può tradursi in eventi avversi per i pazienti.

A dispetto dell'immagine dei laboratori come esamifici e produttori di un bene standardizzato e distinguibile solo per il fattore "costo", la qualità complessiva dell'informazione di laboratorio può portare a diagnosi e terapie sempre più "personalizzate" ed efficaci, oppure ad errori ed eventi avversi per il paziente. I casi descritti nel libro ne sono prova tangibile, ed il collage di storie che Alan Wu ha raccolto nella sua vita professionale era necessario per darne pratica evidenza. Ma, per il cittadino e il paziente la complessità del laboratorio clinico è del tutto "occulta", e così non viene percepita l'importanza di eseguire il prelievo in modo corretto, come pure non è percepita la necessità di assicurare qualità in tutte le fasi che compongono il ciclo dell'esame, ivi compresa la qualità del referto. Le "luci della ribalta" non si addicono al laboratorio e ai suoi professionisti, ma di certo svelare almeno parte della complessità e spiegare quali indicatori di qualità siano apprezzabili anche dal paziente comune, ormai è un dovere e non solo un progetto di lavoro.

Il secondo elemento del successo è la "leggerezza", quella che Italo Calvino introduce con il termine "lightness" fra i sei "memos" per il nuovo millennio. I racconti di Alan sono concisi e permettono al lettore di arrivare senza troppe lungaggini alla conclusione della storia per ragionare poi sulla lezione che ne deriva, un "take-home message" chiaro e convincente. In un mondo nel quale la frettolosità e la ricerca della semplificazione estrema assumono sempre maggior rilievo, osservo con irritazione la preoccupazione degli studenti e di molti Colleghi di fronte alla proposizione di un libro di testo o di un lavoro ponderoso. Meglio internet, non importa se la fonte sia certa o millantata, meglio wikipedia o l'appunto strappato a lezione con un registratore non autorizzato. Per invertire la rotta, opere snelle ma scientificamente ineccepibili possono aiutare a recuperare l'attenzione del lettore e ad attivare un percorso rieducativo.

Il terzo elemento è che le storie, reali o di fantasia, che Wu ha assemblato nel volume rappresentano una testimonianza di come vorremmo vivere la professione contribuendo, direttamente o attraverso il dialogo con i clinici, ad incidere nei percorsi diagnostico-terapeutici, e dare soluzione a casi complessi che richiedono l'intuito dell'investigatore, oltre che la competenza professionale.

Per tutti questi motivi, di fronte alla proposta di Alan Wu di tradurre anche questo secondo volume *"Microbiologia! Perché ciò che non conosci potrebbe ucciderti"*, ho accettato con convinzione, anche se il settore della microbiologia clinica non rappresenta certamente un ambito nel quale io abbia maturato competenza e conoscenza specialistiche. Ed è per questo che ho coinvolto un Collega stimato e con il quale condivido visione della disciplina e dell'impegno professionale, Giorgio Da Rin, Primario della Medicina di Laboratorio dell'ASL 3 Bassano del Grappa, nella traduzione dell'opera. Senza il Suo aiuto e la sua competenza non avrei mai affrontato la traduzione del libro. In molti racconti, peraltro, appare con grande forza la necessità che le indagini microbiologiche siano integrate con analisi di chimica clinica (vedi il caso dell'infezione da *Helicobacter pylori*), di biologia molecolare, di citopatologia, oltre che con la clinica e la scienza nel suo complesso. Ma, in aggiunta, sulla scorta della lezione mutuata dalla traduzione del libro precedente, ho chiesto assistenza ad una assidua ed attenta lettrice, Rossella Perilli, per una revisione stilistica: uno degli insegnamenti della prosa di Alan Wu è che in questi volumi il gergo scientifico deve lasciare il posto ad un linguaggio più comprensibile a chi non è medico e tantomeno medico di laboratorio, ai non-esperti ed in generale a tutti coloro che vorremmo raggiungere per spiegare le potenzialità ed i pericoli dell'esame di laboratorio. Per tali motivi, non lasciatevi "bloccare" da qualche racconto che affrontando tematiche di campioni biologici sgradevoli da evocare, anche per i miasmi associati, usa un linguaggio eccessivamente "crudo".

Ripensando al successo dei libri di Alan Wu, mi si è

rinforzata l'idea che molte energie ed investimenti economici vengono dedicati troppo spesso a "parlarsi addosso", alla parcellizzazione di congressi locali nei quali vengono riproposte tematiche che la platea, composta da professionisti del laboratorio, già conosce in parte o totalmente. Ferme restando le occasioni di congressi di elevato valore nei quali l'incontro fra professionisti deve continuare ad avvenire e deve basarsi sempre più sul confronto di esperienze, risultati ottenuti e sperimentazioni avviate, ritengo vadano costruite nuove ed importanti occasioni di confronto con i "laici", i pazienti e le loro associazioni, i medici di medicina generale ed i clinici che devono aggiornare le proprie conoscenze per richiedere ed interpretare gli esami di laboratorio in modo più appropriato.

Anche questa volta, la raccolta di storie che Alan Wu ha saputo collezionare e presentarci in questo volume ci insegna a saper coniugare la qualità scientifica della professione con la capacità di confronto con clinici e pazienti, a saper vedere al di là del risultato numerico, ed ancor più, a sviluppare un'intelligenza investigativa basata sulla curiosità, sulla competenza e sull'interesse per le persone e per la loro salute.

Mario Plebani

Prologo

Le leggi della fisica regolano in modo incontestabile la realtà che viviamo. Una palla lasciata cadere, toccherà terra. Un incendio provocherà danni ossidativi ai materiali combustibili. Anche nel mondo della medicina esistono realtà immodificabili. Un tessuto privato dell'apporto di ossigeno, alla lunga andrà in necrosi. Se non sottoponiamo ad esercizio continuo i nostri muscoli, si atrofizzeranno. Immaginate un mondo in cui alcune di queste verità vengano meno. Se la gravità diventasse antigravità si creerebbe il caos. E cosa accadrebbe se un ingegnere dicesse che non è vero che per ogni azione esiste una reazione?

Tuttavia, nell'ambito della verità medica, i cambiamenti si verificano su base regolare, specialmente nella microbiologia clinica. Un farmaco, che in un dato anno è altamente efficace nell'eradicare un ceppo di microrganismi, può essere completamente inefficace l'anno successivo. Poiché i microrganismi hanno vita breve, ci possono essere generazioni che vivono solo per pochi mesi. Ciò comporta lo sviluppo di mutazioni che consentono ad un ceppo di sopravvivere in presenza di un ampio spettro di antibiotici. Come inizialmente descritto da Charles Darwin, "la selezione naturale" provoca il cambiamento evolutivo. Alterazioni che favoriscono la sopravvivenza di un organismo, aumenteranno la probabilità di sopravvivenza e di riproduzione. Le mutazioni che non sono favorevoli, come ad esempio la sensibilità dei microrganismi verso gli antibiotici, non si auto-perpetuano.

Spetta alla microbiologia clinica di laboratorio fornire strumenti per la diagnosi delle malattie infettive. Per svolgere adeguatamente questo compito, è necessario conoscere come batteri, virus e parassiti crescono e come possono essere combattuti. Il lavoro del microbiologo clinico è reso ancor più difficile dal fatto che questi microrganismi mutano e si evolvono.

Per superare questi problemi non è sufficiente cercare di far crescere i batteri in opportuni terreni, ma è essenziale esaminare il loro patrimonio genetico. Con il sequenziamento del DNA o del RNA di questi organismi, è possibile indentificarne il ceppo e le sue mutazioni. Un'altra metodica, chiamata sierologia, misura gli anticorpi che vengono prodotti dall'uomo contro questi batteri e virus durante un'infezione. Anche se un microrganismo muta, è probabile che il corpo umano sia ancora stimolato a produrre anticorpi come meccanismo di difesa o di risposta ad un'infezione.

Ma queste tecniche di analisi non possono determinare quali farmaci saranno efficaci o se il microrganismo è vivo ed è la causa della malattia. E', quindi, necessario utilizzare una combinazione di metodiche di genetica, sierologia ed esami colturali attraverso i quali i tecnici di laboratorio tentano di far crescere questi microrganismi in terreni favorevoli.

Questo volume è il terzo di una serie di libri incentrati sul valore del laboratorio clinico nella pratica della medicina vista come scienza. Come nei primi due libri, ho cercato di raccontare il coinvolgimento mio personale e quello dei laboratori di chimica e microbiologia clinica in storie reali di pazienti in carne ed ossa.

Ma invece di farmaci ed esami di laboratorio, questo libro si concentra sulle malattie infettive. Le storie si basano su fatti realmente accaduti. Tuttavia, per ottemperare alla legge sulla privacy, i nomi e i luoghi reali sono stati modificati. E' un libro che vuole rapportarsi alla storia e all'importanza della microbiologia clinica.

L'Uomo pipetta

Bronislaw era un bambino ebreo vissuto nell'Europa dell'Est negli anni '40 che riuscì a sopravvivere alla Seconda Guerra Mondiale e all'Olocausto. Dopo la guerra, crebbe dietro la cortina di ferro in uno dei Paesi del blocco orientale. La famiglia di Bronislaw era molto povera e, da ragazzo, lui era molto magro e sempre affamato. Tuttavia, Bronislaw non era un bambino infelice, aveva una mente acuta ed eccelleva nel settore scientifico. Fu selezionato, appena terminato il Liceo, tra centinaia di migliaia di candidati per entrare nella Scuola di Medicina presso l'Accademia di Stato, e diventare, alla fine del percorso, un patologo.

Bronislaw si dedicò anima e corpo alla professione senza mai sposarsi. Leggeva molte riviste scientifiche e sperava che la sua nazione potesse avere le risorse finanziarie per permettergli di condurre la ricerca nel suo Paese. Ma ricerca e assistenza sanitaria non erano tra le priorità del suo governo, e così Bronislaw decise di emigrare negli Stati Uniti.

Benché fosse laureato in medicina, il suo stipendio era davvero misero e dovette risparmiare per molti anni prima di riuscire a emigrare in America. Nel frattempo, iniziò un rapporto epistolare che lo portò ad instaurare una relazione di vera amicizia con il Dr. Magnar Amand. Il Dr. Armad era un professore di patologia presso la Johns Hopkins University, che era emigrato dall'Europa 25 anni prima. Bronislaw scoprì che il Dr. Amand era originario della sua città natale. Attraverso lo scambio di corrispondenza, il Dr. Amand prese in simpatia il giovane Bronislaw, ed accettò di fornire referenze e garanzie per fargli ottenere il visto per gli U.S. e lavorare nel suo laboratorio. L'immigrazione era molto più facile negli anni '70 rispetto al periodo successivo agli attentati dell'11 settembre. Bronislaw ottenne il visto J.1 che gli dava il diritto di seguire corsi di perfezionamento in medicina a Baltimora.

Bronislaw lavorò nel laboratorio del Dr. Amin per diversi anni dedicandosi alla ricerca clinica. Dopo un anno, gli fu offerto un lavoro a tempo pieno che gli permise di ottenere la carta verde di residente permanente. Si avverava il sogno di una vita perché poteva continuare a fare il patologo, il lavoro che aveva scelto e svolto prima di emigrare.

Bronislaw s'informò su come ottenere l'abilitazione medica; gli fu risposto che, per poter praticare negli USA, servivano altri quattro anni per prendere la specializzazione in patologia e laboratorio e un anno di internato in medicina. Visto che, ormai, aveva superato i quarant'anni, si accontentò di fare il ricercatore. Non aveva grande padronanza della lingua inglese ma, lavorando in un laboratorio di ricerca, non aveva bisogno di parlare in pubblico.

Tutto finì improvvisamente quando il Dr. Armand fu coinvolto in un tragico e fatale incidente stradale poco fuori della tangenziale di Washington DC. Con la morte del Dr. Amand, il finanziamento federale per la ricerca fu revocato, il laboratorio di ricerca smantellato e Bronislaw, conseguentemente, rimase senza lavoro. A quel punto Bronislaw, che aveva superato i cinquanta anni, cercò un'occupazione più sicura di quella di ricercatore clinico; si iscrisse, così, ad un corso di formazione della durata di un anno in tecnologia medica. Questo titolo gli avrebbe consentito di lavorare in un laboratorio clinico e di eseguire esami sui pazienti. Tornare a scuola gli sembrò quasi offensivo perché aveva conoscenze ed esperienza nel campo della medicina di laboratorio superiori a quelle di tutti i suoi insegnanti; ma si morse la lingua diventando uno studente modello. I tecnici di laboratorio, suoi compagni di classe, erano trent'anni più giovani di lui. Gli riconoscevano competenza nel settore e, regolarmente, si rivolgevano a lui per consigli. Lui li aiutava nelle lezioni, mentre loro lo aiutavano con l'inglese. Dopo il diploma, Bronislaw superò facilmente l'esame della commissione nazionale, acquisì l'abilitazione della Società Americana di Patologia Clinica e trovò un lavoro come tecnico di laboratorio medico nel Texas, dove si trasferì.

Bronislaw lavorava presso il General Hospital da molti anni quando ottenni il mio primo incarico di Professore Associato in Chimica Clinica, e, quindi, faceva parte del personale che avevo ereditato dal precedente Direttore.

Se vado a ritroso nel tempo di circa trent'anni, ricordo che Bronislaw lavorava ai dosaggi radioimmunologici, ossia nel laboratorio "RIA". La tecnica RIA per la misurazione della concentrazione degli ormoni nel sangue umano fu sviluppata dal Dr. Rosalyn Yalow e dal Dr. Solomon Berson. Essi scoprirono che gli anticorpi prodotti dalle pecore e dalle capre possono essere usati come reagenti per la cattura e la rilevazione degli ormoni circolanti nel sangue. Ai due fu assegnato il Premio Nobel 1977 per la Fisiologia e la Medicina. Diversamente dagli immunodosaggi totalmente automatizzati presenti al giorno d'oggi, i test radioimmunologici nei primi anni erano eseguiti con metodi manuali. Misure esatte e precise richiedevano meticolosa attenzione ai dettagli.

Tra tutto il nostro personale di laboratorio clinico, Bronislaw divenne eccezionalmente abile a eseguire questi test. All'interno del General Hospital girava voce che se si volevano risultati accurati degli ormoni tiroidei, era necessario che Bronislaw fosse in servizio quel giorno. Quando venivano a conoscenza che il sangue del loro paziente non era stato analizzato da Bronislaw, alcuni medici chiedevano ai loro pazienti di tornare in clinica per rifarsi il prelievo di sangue in modo che potesse essere analizzato dal nostro famoso tecnico. Quando sentii parlare di quest'usanza, ritenni che questo fosse uno spreco di risorse, ma non riuscii a cambiare le abitudini prescrittive dei medici. Così andai a vederlo lavorare per capire il motivo della sua fama e per comprendere se e come altri tecnici sarebbero potuti diventare abili come lui. Non appena arrivai lì, vidi qualcosa che mi sconcertò e che si sarebbe ritorto negativamente contro Bronislaw.

*

Per produrre risultati di laboratorio affidabili, un elemento essenziale è quello di essere in grado di trasferire un volume esatto di campione nella provetta. Poiché era necessaria una quantità microscopica di campione, era difficile estrarre la stessa quantità di liquido ogni volta che veniva eseguito il test. Nei primi anni '80, si utilizzava una "pipetta" per prelevare un volume di campione.

La pipetta è un lungo tubo di vetro sottile, cavo all'interno, progettato per prelevare un volume fisso di liquido. Sul tubo, vicino alla parte superiore, è incisa una linea che è utilizzata per misurare con precisione la quantità di liquido necessaria. La punta della pipetta deve essere inserita nel campione di siero; poi è necessario eseguire una delicata aspirazione dalla parte superiore del tubo per permettere al liquido di essere risucchiato all'interno, nello stesso modo con il quale si utilizza una cannuccia per bere una bevanda. Quando il livello del liquido è sopra la linea graduata, ma prima che raggiunga la fine del tubo, il tecnico arresta l'aspirazione. Normalmente, l'aspirazione viene fatta inserendo, sulla parte superiore del tubo, un palloncino di gomma schiacciato e rilasciando, poi, delicatamente la compressione del palloncino attraverso una apposita valvolina. Il palloncino viene poi rimosso e, contemporaneamente, il tecnico utilizza il proprio dito indice per chiudere la parte superiore del tubo così da fermare il flusso di liquido dalla parte inferiore. Il rilascio graduale del dito fa sì che il liquido goccioli e torni indietro nel campione originale. Quando il livello del liquido all'interno del tubo raggiunge esattamente la linea graduata, il dito viene nuovamente posizionato sopra il tubo per arrestare il flusso. La pipetta viene estratta dal campione, la punta viene pulita con un fazzoletto di carta, e la pipetta viene collocato nella provetta di misurazione. Il rilascio del dito permette la fuoriuscita del campione. Poiché vi è sempre un po' di liquido che rimane all'interno della pipetta, viene applicata una pressione positiva sulla parte superiore della pipetta per espellere la parte rimasta dentro.

Bronislaw era veramente esperto nel pipettare con precisione. Ogni anno, il laboratorio indiceva un concorso per vedere chi pipettasse con la massima riproducibilità. Il vincitore riceveva un certificato e un distintivo. Bronislaw vinceva il concorso pressoché ogni anno. Portava con orgoglio i distintivi da lui vinti sul colletto del camicie bianco da laboratorio. La maggior parte degli altri tecnici pensava che fosse ridicolo prendere così sul serio questo concorso come pure la sua ossessione di voler vincere ogni anno.

Osservando la tecnica di laboratorio di Bronislaw, rimasi sbalordito nel vedere che lui usava la bocca per pipettare. Invece di utilizzare il palloncino, metteva l'estremità della pipetta tra le labbra e aspirava il campione succhiando. Gli dissi subito che questa era una pratica pericolosa e inaccettabile e lo invitai a smettere immediatamente.

"Bronislaw, il siero contiene una grande quantità di agenti infettivi e tossici", dissi con voce severa e senza esitazioni. "Pipettare con la bocca ti espone inutilmente a rischi biologici e chimici. Stai anche dando un cattivo esempio ai nostri tecnici più giovani. Non posso permetterti di continuare questa pratica".

"Ho iniziato a pipettare in questo modo prima ancora che tu usassi i pannolini. Sono estremamente attento e conosco il rischio. Non ho mai aspirato nessun campione in bocca. Sono cresciuto in un ghetto di Varsavia durante la guerra. Sono stato esposto a ogni malattia infettiva conosciuta e ho gli anticorpi che lo attestano. Non ho fatto neanche un giorno di malattia nella mia carriera", disse con orgoglio Bronislaw. *"Che io sia dannato se lascio che un ragazzino venga ad insegnarmi come eseguire un test di laboratorio!"*, pensò tra sé e sé Bronislaw. "Vattene ora e lasciami fare il mio lavoro".

Pensando fosse inutile discutere ulteriormente, lasciai il laboratorio e chiesi di incontrare il Direttore dei servizi di laboratorio. Con mia grande sorpresa, non solo il Direttore era al corrente di questo metodo, ma lo aveva praticato.

"Non abbiamo una procedura contraria all'uso della bocca per pipettare", mi disse. "Ai nostri giorni, tutti pipettano in questo modo. E' più facile e più veloce. Anche se non lo raccomandiamo, permettiamo ai singoli tecnici di farlo".

La tappa successiva fu il Dipartimento di gestione del rischio dell'Ospedale. Anche lì mi dissero le stesse cose; tutte le politiche e le procedure erano a discrezione del Capo Dipartimento. Al momento, non c'erano norme di laboratorio che vietassero questa pratica. Lasciai l'ufficio con la convinzione che si doveva fare qualcosa. Ero un po' sollevato nel sapere che Bronislaw fosse l'unico del mio personale che pipettava con la bocca. "*Almeno le sue abitudini operative non avevano contagiato nessun altro*", pensai.

*

Davy e Arturo erano una coppia gay che viveva in un appartamento nei pressi di via Montrose, appena a sud del centro di Houston. Mentre Davy era monogamo, Arturo frequentava un bar di gay e faceva sesso occasionale all'insaputa di Davy. Nel giro di poche settimane, Arturo iniziò a manifestare i sintomi dell'influenza: era affaticato, soffriva di mal di testa e aveva i linfonodi ingrossati. Pensava di aver preso un raffreddore e assunse i soliti farmaci contro questo tipo di disturbo; ciò nonostante, i sintomi persistevano. Davy decise di portarlo al General Hospital dove fu ricoverato in terapia intensiva. Nessuno del team di terapia intensiva riusciva a capire di cosa soffrisse: lo sottoposero ad un ampio pannello di esami del sangue, tra cui i test per la mononucleosi, l'epatite A e B, e non-A e non-B. L'epatite C non era stata ancora scoperta. Tutti gli esami risultarono negativi ma lo stato di salute di Arturo peggiorò drasticamente: sviluppò un'infezione respiratoria causata dallo *pneumocystis pneumonia*. L'infezione era provocata dall'indebolimento del suo sistema immunitario. Non riusciva a mangiare e fu alimentato per via endovenosa; il suo viso divenne pallido e perse molto peso. I medici non erano in grado di determinare la causa della sua patologia e, quindi, non riuscivano a curarla con alcun farmaco: pensando che la malattia fosse contagiosa, lo misero in isolamento. Nel giro di pochi mesi dal suo ricovero in ospedale, Arturo morì e la perdita del partner divenne per Davy motivo di grave depressione. Non aveva avuto paura di rimanere contagiato dalla malattia che aveva colpito Arturo, e rimase al suo fianco fino alla fine. Purtroppo, dopo un anno, anche Davy morì a causa dello stesso male e fu sepolto vicino ad Arturo.

Durante le indagini diagnostiche iniziali, la sezione del mio laboratorio deputata ad eseguire dosaggi ormonali, ricevette uno dei campioni di sangue di Arturo per il dosaggio dell'ormone tireotropo. I medici avevano ipotizzato che la sua mancanza di energia fosse dovuta a ipotiroidismo. Quel giorno, Bronislaw era il tecnico incaricato a eseguire il test. Era in procinto di pipettare con la bocca un campione di sangue di Arturo, quando in laboratorio scattò l'allarme antincendio. Si trattava di una delle esercitazioni che avvenivano regolarmente ogni due anni e, benché fosse già stato coinvolto in innumerevoli esercitazioni antincendio, il segnale d'allarme fece sobbalzare Bronislaw. Si distrasse e continuò a succhiare, anche se la punta della pipetta era fuoriuscita dal campione di sangue. A causa di questo improvviso cambiamento nella pressione di vuoto negativo, Bronislaw aspirò direttamente in bocca un po' del siero di Arturo. Posò il campione e la pipetta e si avvicinò al lavandino per sputare fuori il siero. Poi andò alla fontanella e si risciacquò la bocca con acqua, continuando a sputare fuori l'acqua nel lavandino. Ripetè questo procedimento altre due volte. Soddisfatto, non pensò più all'incidente e tornò di nuovo al lavoro. Bronislaw non si rese conto della lesione della mucosa che aveva nella bocca, dovuta ad un herpes, che l'aveva esposto al contatto con il campione di Arturo, anche se per un breve periodo.

Poche settimane più tardi, Bronislaw cominciò a soffrire gli stessi sintomi di Arturo. Aveva una leggera febbre e si sentiva inspiegabilmente stanco, ma non permise che questo malessere gli impedisse di lavorare e, inizialmente, non perse alcuna giornata di lavoro. Con il tempo, però, i sintomi si aggravarono e, per la prima volta dopo anni, chiese un giorno di malattia. Dopo settimane di assenza, un collega del laboratorio lo chiamò per vedere come stava. Bronislaw rispose al telefono, ma la sua voce era molto incrinata e debole. Temendo che fosse gravemente malato, inviammo un'ambulanza al suo appartamento. Il personale sanitario dell'emergenza si rese immediatamente conto della gravità della sua situazione e, con il suo permesso, lo trasportò immediatamente al General Hospital. I colleghi di lavoro andarono a fargli visita in terapia intensiva e rimasero scioccati nel vedere che la salute di Bronislaw si era deteriorata nel giro di poche settimane. Bronislaw perse e riprese conoscenza più volte. Quando era vigile, faceva capire che era riconoscente per le visite dei suoi colleghi del laboratorio, ma non poteva parlare. Quando mi vide, capii che era dispiaciuto per ciò che era successo e che ammetteva che forse il giovane professore aveva avuto ragione. Nel giro di pochi giorni, Bronislaw morì. La causa della sua morte fu riportata come immunodeficienza ad eziologia sconosciuta. La maggior parte del personale del laboratorio clinico partecipò al suo funerale. Un collega portò il suo camice da laboratorio e lo mise dentro la sua bara. Un altro collega mise una delle pipette di vetro che usava Bronislaw accanto al suo corpo prima della sepoltura. Il nostro concorso annuale di pipettamento venne intitolato in suo nome e, al vincitore, veniva offerto un pranzo in un ristorante dell'Europa orientale al largo di Westheimer Road. Era un piccolo segno per mantenere viva la sua memoria.

Pochi anni dopo, mi sognai di Bronislaw. Stavamo facendo una corsa a staffetta e lui mi stava passando il testimone per correre l'ultima frazione. Ma, invece del testimone, mi stava passando una pipetta di vetro contaminata. Quando me ne accorsi, lasciai cadere inorridito il testimone che finì a terra rompendosi. Probabilmente era morto perché non avevo insistito nel fargli perdere l'abitudine di pipettare con la bocca. Per molti anni fui turbato dalla sua morte.

*

Bronislaw contrasse un'infezione da HIV conseguente all'esposizione al campione di sangue infetto di Arturo. Come decine di migliaia di altre persone con gli stessi sintomi, Arturo e Bronislaw morirono nei primi anni '80 per la sindrome da immunodeficienza acquisita, meglio nota con l'acronimo AIDS. A quei tempi, non c'era nessuna cura o esame di laboratorio a disposizione per diagnosticare l'AIDS.

Nel 1983, il Dr. Luc Montagnier e Francoise Barre-Sinoussi, all'Istituto Pasteur di Parigi, isolarono il virus responsabile della malattia e, subito dopo, fu sviluppato un test in grado di diagnosticare l'infezione. Ma ci vollero molti anni prima che fosse disponibile un trattamento antivirale efficace per curare l'infezione da HIV.

Durante i primi anni dopo la scoperta dell'HIV, si sviluppò una grande preoccupazione sulle modalità di trasmissione del virus che ha portato, fra le tante conseguenze, anche una diminuzione significativa degli studenti in tecnologie di laboratorio. Grazie alle terapie antiretrovirali, oggi, l'Aids non è più una malattia mortale.

Uno dei miglioramenti che l'incubo dell'HIV ha saputo generare, è stato il rispetto delle procedure di sicurezza in laboratorio come la sospensione dell'abitudine di pipettare con la bocca. Oggi, tutti i campioni sono trattati come potenzialmente in grado di produrre infezioni rischiose per la vita. Considerata la pericolosità del sangue, è inconcepibile per chiunque pipettare con la bocca. Inoltre, le pipette attualmente in uso, hanno stantuffi caricati a molla che non richiedono alcuna aspirazione esterna, i dispositivi di protezione individuale come i camici, i guanti e le protezioni per gli occhi sono dotazioni comuni e obbligatorie per tutti i tecnici di laboratorio medico, e sono previste sanzioni nel caso di mancato utilizzo.

Ci sono stati pochissimi casi di infezione da HIV contratta da operatori sanitari, così come da tecnici di laboratorio clinico. I virus dell'Epatite B e C sono notevolmente più contagiosi, e gli incidenti occupazionali hanno provocato un maggior numero d'infezioni negli operatori sanitari.

Il *Livermore*

Il vecchio teneva seduta sulle ginocchia la pronipote Lucy di 7 anni. Lei allungò una mano per toccare il volto sfregiato dell'uomo. "Nonno, come mai il tuo viso è così ruvido?", chiese. Il vecchio, in realtà, era più vecchio di una generazione rispetto al titolo di "nonno", ma questo aveva scarsa importanza nei rapporti con la nipotina. "Veramente non lo so, ma è stato a causa di questo mio difetto che ho incontrato la nonna", disse Gasten, indicando il suo volto mentre parlava.

Charles, il padre di Lucy, chiese a suo nonno se stesse raccontando la solita storia. Gasten era arrivato pochi giorni prima dall'Inghilterra per incontrare la famiglia di Charles.

*

Gasten era nato a Liverpool nel 1905. Suo padre aveva lavorato per la White Star, ed era stato uno delle centinaia di uomini che aveva costruito le migliori navi da crociera di lusso di quei tempi. Da quanto raccontava, Gasten aveva vissuto un'infanzia ed una adolescenza normali. Poi una serie di eventi cambiò il su destino: all'età di 7 anni, una nave della White Star ritenuta inaffondabile, alla cui costruzione aveva partecipato il padre di Gasten, si inabissò nel Nord Atlantico durante il viaggio inaugurale. Quella notte perirono in quelle acque gelide del nord molti dei vicini di casa di Gasten, che lavoravano sulla nave, i quali non riuscirono a salire a bordo di una delle poche scialuppe di salvataggio disponibili. Fu dopo quell'evento che Gasten iniziò a interessarsi alle navi da crociera e all'occupazione del padre che lo faceva entrare di nascosto nel cantiere durante il fine settimana, in modo che il ragazzo potesse vedere come veniva costruita una nave ed ammirare i molti servizi che offriva ai passeggeri.

Il secondo evento catastrofico nella vita del ragazzo fu la morte dei suoi genitori. Quando Gasten aveva 12 anni, ci fu un inverno particolarmente freddo ed umido in Inghilterra. Per mantenere il lavoro, suo padre non aveva altra scelta se non quella di lavorare in quelle difficili condizioni, con temperature ben al di sotto dello zero mentre soffiava un vento gelido. Dopo settimane di duro lavoro in quelle condizioni, a causa di un abbassamento delle difese immunitarie, suo padre contrasse una polmonite da infezione batterica. Anche la madre di Gasten fu colpita dalla polmonite, contagiata dal marito, dato che vivevano a stretto contatto; entrambi i suoi genitori morirono a distanza di una sola settimana l'uno dall'altro a causa dell'infezione respiratoria. Per sua fortuna, Gasten non si ammalò della stessa malattia ma, poiché non gli era rimasto in vita alcun parente, fu affidato ad un orfanotrofio vicino al cantiere navale.

All'inizio, Gasten si adattò bene al suo nuovo ambiente: quando viveva a casa con i genitori, aveva sviluppato un grande interesse per la musica ed in orfanotrofio entrò a far parte del coro con il quale ogni domenica cantava in chiesa. Senza alcuna istruzione formale, imparò da solo a suonare il pianoforte e a leggere e scrivere musica. Le suore che gestivano l'orfanotrofio erano veramente stupite dal talento del ragazzo. Due anni più tardi, mentre viveva ancora in orfanotrofio, Gasten ottenne un lavoro come fattorino presso la White Star. Veniva pagato in nero perché, sia lui che altri ragazzi della città che lavoravano per quella azienda, erano minorenni.

All'età di 15 anni, si verificò il terzo evento rilevante per la sua vita: rientrando a casa dal cantiere dopo una giornata di lavoro fu colpito da una puntata febbrile e da un'eruzione cutanea sul viso. Le suore lo trattarono con unguenti e sali, ma senza alcun risultato. L'eruzione cutanea peggiorò, e fu necessario il ricovero in ospedale. Né Gasten né il suo medico sapevano da cosa potesse dipendere questa infiammazione. Quando gli fu chiesto quale potesse esserne la causa, il ragazzo disse al medico e all'infermiere che non era stato esposto a nessuna sostanza chimica o solvente. Era una bugia, ma Gasten non voleva perdere il suo lavoro presso il cantiere; restò in ospedale per un paio di settimane e recuperò completamente, ma il lato destro del suo viso rimase sfregiato e deturpato. Molti dei bambini dell'orfanotrofio lo prendevano in giro per il suo aspetto, e Gasten divenne introverso e riservato. Smise di cantare nel coro, ma proseguì a coltivare privatamente il suo interesse per la musica, continuando a scrivere musica e a suonare il pianoforte quando non era da solo.

Circa un anno dopo, Gasten lasciò l'orfanotrofio. Prese le sue cose senza dire dove sarebbe andato. Trovò un posto di lavoro sulla Livermore, con il compito di eseguire interventi di manutenzione sotto coperta. La Direzione della società che gestiva la nave decise che non dovesse avere alcun rapporto con i passeggeri proprio per il suo aspetto. Quando l'imbarcazione era in navigazione, la White Star si faceva carico del suo mantenimento costringendolo, però, a condividere una stanza nelle viscere della nave con altri lavoratori che venivano retribuiti con pochi denari. Tuttavia, quando la nave era ormeggiata, Gasten riusciva a rimanere a bordo senza che nessuno degli alti ufficiali o dei dirigenti della White Star venisse a saperlo.

Un giorno, mentre erano in navigazione, una bambina di 5 anni di nome Ellie si allontanò dai suoi genitori e si imbattè in Gasten. Dopo aver visto la sua faccia, la ragazzina iniziò ad urlare inorridita. I genitori corsero immediatamente in aiuto della loro figlia che, nel frattempo, si era calmata e li stava aspettando assieme a Gasten.

Quando furono vicini, il padre, portando istantaneamente la bambina lontano da Gasten, iniziò a chiedere: "Ragazzo, chi sei? Che cosa stai facendo con nostra figlia?".

"Non ho fatto nulla di male, Signore. La bambina stava vagando sotto coperta e io volevo riportarla ai suoi genitori", fu la risposta di Gasten.

Il superiore di Gasten che era nelle vicinanze e aveva sentito le grida, chiese: "Cosa sta succedendo qui, Gasten?".

Prima che il ragazzo potesse rispondere, il padre di Elie disse: "Questo orribile ragazzo ha attirato mia figlia qui sotto e stava per molestarla".

"Non è vero!", rispose Gasten. Ma il superiore non lo ascoltò.

"Chiedo che questo ragazzo sia licenziato subito, o contatterò le autorità e lo farò arrestare per sequestro di persona, e denuncerò la White Star per negligenza!", gridò il padre. Prese Elie per mano ed iniziò ad allontanarsi. Mentre stavano camminando Ellie girò la testa indietro per guardare Gasten di nuovo. Non vi era più alcun segno di paura sul suo volto.

Quando la nave ritornò in porto, la White Star non ebbe altra scelta che licenziare il ragazzo. Gasten non aveva alcun posto dove andare ed era terrorizzato. Non si sentiva ben accolto dagli altri ragazzi dell'orfanotrofio e non aveva abbastanza soldi per affittare un appartamento. Così, più tardi quella stessa notte, Gasten tornò sulla nave. Conosceva un posto in fondo allo scafo, dove nessun altro sarebbe andato e, per molti anni, visse segretamente in quell'angusto spazio, come clandestino permanente.

Fu facile per Gasten vivere sulla nave senza che altri se ne accorgessero. Ne conosceva quasi ogni centimetro e la routine quotidiana quando era in mare. Conosceva dei punti di osservazione segreti da dove poter vedere quello che stava accadendo senza essere notato. Ma non era né un pervertito, né un guardone. Date le migliaia di pasti che ogni giorno venivano serviti ai passeggeri ed all'equipaggio della nave, non fu difficile per Gasten trovare cibo senza attirare l'attenzione. Quando la nave era ancorata, e solo una piccola parte dell'equipaggio rimaneva a bordo, Gasten si intrufolava nella stanza della musica, in gran parte insonorizzata, per comporre e suonare il pianoforte. Nel corso degli anni, aveva composto diverse canzoni che nessuno aveva mai potuto ascoltare. Nella nave venivano organizzati piccoli spettacoli musicali per i passeggeri, e c'era una compagnia di cantanti e musicisti.

*

Passarono quindici anni senza che Gasten fosse scoperto.La sua vita era molto solitaria, ma lui pensava di non avere altra scelta a causa dell'aspetto del suo viso e di come reagivano le persone quando lo vedevano. Poi, un giorno, il destino intervenne di nuovo. Con stupore di Gasten, Ellie, che era divenuta una bella donna di 20 anni, fece un provino per una parte come corista.

Nascosto sotto il palco e alla vista di altri, Gasten ascoltò il provino della ragazza. Pensò che aveva talento, ma che aveva bisogno di un po' di ripetizioni. Ellie ottenne il lavoro come corista e, quell'anno, fu ingaggiata per cantare durante alcune crociere.

Durante le successive settimane, Gasten rimase segretamente a guardare le prove della ragazza con il gruppo e a sentirla cantare quando si tratteneva da sola dopo la chiusura. Vide che Ellie stava veramente cercando di migliorare ma non riusciva a fare progressi, perché il direttore dello spettacolo spendeva tutto il suo tempo con la cantante solista. Così, Gasten decise che si sarebbe rivelato a Ellie. Ma, prima, aveva bisogno di coprire le cicatrici sul lato destro del suo volto. Andò nell'officina della nave e trovò un sottile pezzo di lamiera. Tagliò accuratamente la lamiera, la lucidò e la modellò sul contorno del suo viso. La forò e sagomò un'apertura per permettere all'occhio destro di vedere. Il lavoro durò diversi giorni, il pezzo aderiva in modo così perfetto da non richiedere nessun adesivo o cinghia. Lo dipinse di un colore bianco lucido brillante. Si vestì con pantaloni e camicia neri. La maschera bianca era in netto contrasto con i suoi abiti scuri. Poi si guardò allo specchio e pensò: *"Non male. Non è affatto male. Così va proprio bene"*.

Gasten attese un paio di settimane per trovare il coraggio di farsi vedere da Ellie. Finalmente, pensò che era il momento giusto e fece la sua mossa. Quando lei fu sola, si intrufolò nella sala prove e si nascose dietro un muro. Allorché Ellie iniziò a cantare, lui cantò insieme a lei.Quando lei sentì un'altra voce rimase sorpresa e smise di cantare. Gasten continuò con la canzone per qualche battuta e poi si fermò. Fu come se si fosse trattato di un'eco. Ellie si guardò intorno e disse: "Chi è là? C'è qualcuno? Vieni fuori, ti ho sentito.Fatti vedere".

Gasten capì che era il momento di agire. Uscì fuori da dietro il muro e venne alla luce. Era la prima volta che qualcuno lo vedeva o parlava con lui da oltre un decennio. "Ellie, ti ricordi di me? Tu eri solo una bambina quando ...".

Ellie lo interruppe: "Ti conosco. Tu, tu sei quello che ho incontrato da bambina. Ho avuto paura solo all'inizio, ma poi ho capito che non mi avresti fatto del male. Mio padre, invece, non capì", disse guardando verso il basso mentre andava con il pensiero indietro nel tempo. Poi, dopo una pausa, tornò al presente. "Cosa fai qui?".

"Sono qui per aiutarti ad esercitarti. Sono stato a guardarti e penso che potresti essere la star di questo spettacolo". Ellie rimase scioccata nel sentire che qualcuno la stava osservando senza che altri lo sapessero.Erano soli in una stanza, in mare, a migliaia di miglia dalla costa. Non aveva alcun motivo per diffidare di Gasten. Se avesse avuto intenzione di farle del male, lo avrebbe fatto la prima volta che si erano incontrati. Gasten le disse che se qualcuno l'avesse scoperto, sarebbe stato allontanato dalla nave. Con il volto sfregiato, non aveva un posto dove andare. Così fecero un patto segreto studente-insegnante, e Gasten lavorò con Ellie ogni notte per settimane.

Sembrava che la cosa funzionasse. Lei migliorava ed

acquisiva sempre più fiducia in se stessa.

Durante il suo secondo tour di crociere sulla Livermore, Ellie ebbe la sua occasione. Nel bel mezzo della navigazione, la cantante solista ammalò di laringite. Il regista era propenso a cancellare lo spettacolo ma Ellie protestò sostenendo che conosceva tutte le canzoni e chiese di poter fare un'audizione per ricoprire quel ruolo. Con riluttanza, il regista lasciò che cantasse. Gasten era nascosto nel suo solito posto sotto il palco. Come lei cominciò a cantare, lui accennò con la bocca le parole. Ellie fu spettacolare. Il regista capì che era brava, se non migliore della cantante solista e le fu assegnata la parte. Il pubblico l'amava così tanto che, quando la cantante solista guarì, fu retrocessa a corista, il ruolo che prima ricopriva Ellie. Gasten fu felicissimo per il successo della sua pupilla. Trascorse ancora più tempo con lei e se ne innamorò. Anche Ellie provava un sentimento verso Gasten, ma questo era un loro segreto, anche perchè non era sicura se fosse solo un'infatuazione o vero amore: Ellie aveva solo 21 anni. Il padre di Ellie aveva tradito sua madre qualche anno prima, ed i suoi genitori avevano divorziato.

Quando il rapporto di lavoro di Ellie si concluse, Gasten fu addolorato nel verderla partire ma aveva il suo indirizzo e si scrivevano regolarmente. Quando lei firmò il contratto per la successiva stagione crocieristica, Gasten fu felicissimo. "*Le chiederò di sposarmi*", pensò. Ma quando lei arrivò, le cose erano cambiate. Durante uno dei suoi concerti in terraferma lei aveva incontrato Spencer, un sassofonista che suonava nello spettacolo ed avevano cominciato a frequentarsi. I due dissero al direttore che erano sposati e condivisero la stessa cabina a bordo. Gasten ne rimase distrutto.Il ragazzo era alto, giovane, e bello. Quando, però,

Gasten capì che non erano realmente sposati, giurò a se stesso che avrebbe lottato per portarla dalla sua parte.

Gasten continò a far esercitare Ellie sulla nave, senza che Spencer ne fosse a conoscenza; Spencer si chiese perché lei andasse via per un'ora durante la notte e, così, la seguì. Quando sentì un'altra voce maschile provenire da dietro la porta, irruppe nella stanza. "Chi è quest'uomo?", chiese.

"Spencer, che cosa fai qui? Lui è il mio insegnante", replicò Ellie.

"Non mi hai mai detto niente di lui".

Poi vide il volto sfigurato di Gasten. Lo indicò e disse: "Che problema hai con quella faccia?".

Gasten fece la sua mossa. "Va via ragazzo, stiamo lavorando".

"Da quanto tempo sta andando avanti?", domandò Spencer.

"Calmati, non c'è nulla tra di noi", fu la replica di Ellie. Ma questa era una bugia. In queste ultime settimane, Ellie stava confrontando Gasten con Spencer e capì di essere innamorata dell'uomo mascherato anche se più anziano: era più maturo, gentile e appassionato. Ellie riusciva a vedere oltre la disabilità di Gasten. Spencer, d'altra parte, era noioso, immaturo ed egoista.

"E' pazzesco. Io non posso sopportare questa situazione. Devi scegliere. Non voglio essere messo in secondo piano rispetto a questo mostro", disse Spencer pestando i piedi e mettendo le mani sui fianchi.

Ellie non aveva mai visto Spencer comportarsi in quel modo e capì subito che non era l'uomo dei suoi sogni. "Non voglio sentirmi soffocare da te", disse. "Io non sceglierò. Per favore adesso vai via.Abbiamo del lavoro da fare".

"Allora, tra noi è finita. Chiederò al Direttore di trasferirmi con gli altri musicisti e, alla prima occasione, lascerò la nave".

"Bene! Vattene!", urlò Ellie e girò la testa lontano da Spencer guardando Gasten.

Spencer sbattè la porta uscendo.Gasten non era mai stato più innamorato di Ellie che in quel momento. Invece di continuare le prove, si abbracciarono e poi la baciò con passione. Ellie portò furtivamente Gasten nella sua stanza, e chiuse la porta. Lui si tolse la maschera e si rivelò alla ragazza che non rimase inorridita. Fecero l'amore: era la prima volta per Gasten, che rimase, per alcune ore, a dormire abbracciato a lei.

Poi, prima che lei si svegliasse, sgattaiolò via, tornando al suo osservatorio nascosto nella nave.

*

Lucy era rimasta seduta in silenzio durante tutta la storia, affascinata da ogni parola che aveva detto il suo bisnonno. Gasten sposò Ellie e lasciarono la Livermore alle loro spalle per sempre. Lui divenne direttore musicale ed Ellie ebbe una carriera teatrale di successo a Londra per molti decenni prima che entrambi si ritirassero in pensione a Liverpool.

Gasten si fermò per un attimo a pensare ad Ellie ricordando quanto l'avesse amata e quanto la amasse ancora. I suoi occhi, poi, si focalizzarono sulla bambina e disse: "E' ora di andare a letto, tesoro". Charles prese Lucy, l'abbracciò e la portò in camera sua.

*

Charles era un microbiologo clinico e un ricercatore post-dottorato del mio laboratorio. Noi concediamo ai nostri studenti molta libertà nell'ambito della ricerca. Prima di quella volta, Gasten non aveva mai parlato della sua deturpazione con nessuno in famiglia. Charles sospettò che Gasten fosse stato colpito da un batterio necrotizzante e lo convinse a sottoporsi ad una visita medica.

"Cosa si può fare ora dopo tanti anni?", chiese Gasten che si era sottoposto ad un intervento di chirurgia plastica per riparare le sue lesioni facciali e non indossava più la maschera anche se le lesioni erano ancora evidenti.

"Abbiamo nuovi strumenti che non esistevano a tuoi tempi. Cercherò particolari anticorpi che potrebbero essere ancora presenti nel tuo sangue". Charles spiegò al nonno che la risposta immunitaria del corpo a un ospite estraneo può durare molti decenni. La presenza di questi anticorpi poteva indicare che lui era stato esposto a un particolare batterio che aveva causato la necrosi facciale tanti anni prima.

"Poco prima che ti comparisse l'eruzione cutanea, avevi avuto qualche lesione al viso, nonno?".

"Oh sì, lavorare in un cantiere navale era un mestiere duro e, di tanto in tanto, urtavo contro travi e tubature", rispose Gasten.

Gli fu prelevato un campione di sangue che venne inviato al nostro laboratorio. Pochi giorni dopo, furono isolati degli anticorpi IgG diretti contro una proteina denominata "M1". Sulla base di questo, Charles concluse che la causa della deturpazione del viso di suo nonno era dovuta ad un'infezione batterica. Egli presentò questo caso in una delle nostre riunioni sulle malattie infettive.

"Mio nonno soffrì di una fascite necrotizzante causata da un'infezione da *Streptocccus pyogenes*".

"Sindrome da batteri mangia-carne!", fu la risposta di uno degli studenti di medicina. Charles iniziò a descrivere l'importanza degli anticorpi nella fisiopatologia della malattia.

"Questo è lo stesso microrganismo che è responsabile della sindrome da shock tossico", concluse. Mentre l'aspetto scientifico era interessante, la storia della vita della sua famiglia era molto più affascinante.

Pochi mesi dopo, Charles e Lucy volarono a Liverpool. Charles spiegò a Gasten quale era stata la causa delle sue lesioni facciali tanti anni fa. Gasten annuì con la testa, anche se non aveva compreso appieno la spiegazione medica. Più tardi nel pomeriggio, Gasten chiese a Charles e alla nipotina di accompagnarlo in cimitero a Liverpool. Era il luogo dove erano stati sepolti i resti di numerose vittime del disastro del Titanic. Anche Ellie era sepolta lì: quando furono vicini alla sua lapide, Charles prese la mano di Lucy e fece un passo indietro per consentire a Gasten di rimanere solo con sua moglie. "Ellie, nostro nipote ha risolto il mistero della causa delle mie lesioni. Non ho rimpianti. Se ciò non fosse accaduto, forse non ci saremmo mai incontrati e io non avrei conosciuto l'amore della mia vita. Mi manchi e penso a te ogni giorno. Tornerò presto a casa". Gasten indossava per la prima volta da oltre 40 anni la maschera che aveva fabbricato per presentarsi a Ellie. Lucy sembrò capire che cosa stava accadendo.

*

La fascite necrotizzante è causata da numerosi tipi di batteri della famiglia dello Streptococcus, Staphylococcus, Clostridium *e* Vibrio che vengono chiamati batteri "mangia carne". Si tratta di un'infezione degli strati profondi della pelle e dei tessuti sottocutanei. Benchè sia stata descritta per la prima volta nel 1952, le specie batteriche coinvolte, come Staphylococcus aureus, Clostridium perfringens, e Bacteroides fragilis erano note da anni. Ad esempio, un'epidemia di streptococco nel 1736 uccise circa 4.000 coloni americani. Il trattamento delle infezioni batteriche implica l'uso di una combinazione di antibiotici, ma molti di questi non erano conosciuti ai tempi di Gasten.

Charles sapeva che la chiave per stabilire la causa dell'infezione di suo nonno era trovare un anticorpo specifico. Normalmente, un'infezione batterica o virale provoca una risposta immunitaria che protegge l'ospite contro ulteriori infezioni.Nel caso dello Streptococcus pyogenes, la produzione di anticorpi IgG contro la proteina M1 del batterio facilita la risposta alla malattia. La proteina M1 si combina con il fibrinogeno e le IgG, e stimola la migrazione dei neutrofili nel sito di formazione. Una proteina legante l'eparina viene poi rilasciata da queste cellule che promuovono l'infiammazione e la necrosi cellulare.L'assenza di una risposta anticorpale riduce la virulenza dello Streptococcus. Quando furono trovati nel sangue di Gasten gli anticorpi contro la proteina M1, Charles poté arrivare alla conclusione che la fascite necrotizzante era stata la causa della deturpazione di Gasten. Ciò che è sconosciuto di questo caso è se tale anticorpo può ancora essere prodotto o meno dal corpo di Gasten circa 90 anni dopo l'esposizione. Molti anticorpi sono prodotti per tutta la vita, mentre la produzione di altri si attenua nel tempo.

I lettori potranno capire che questa storia è un incrocio tra un popolare spettacolo di Broadway e un film piuttosto noto dal titolo "La leggenda del 1900". Ma veramente qualcuno in passato o oggi potrebbe vivere in una moderna nave da crociera di lusso passando inosservato per molti anni? Mentre sarebbe stato possibile un secolo fa, oggi sarebbe altamente improbabile a causa dell'installazione di impianti di videosorveglianza in tutta la nave.

Antisettici

Ho partecipato recentemente ad un seminario per studenti tenuto da un assistente "senior" di chirurgia del nostro Ospedale, il Dr. Joseph Murphy. Il seminario fa parte delle sessioni d'insegnamento informale tenute per un gruppo ristretto di studenti di medicina e specializzandi. Il Dr. Murphy mi chiese di partecipare alla discussione di quel caso per rispondere ad eventuali quesiti clinici relativi al laboratorio. Fui felice di aderire a questa richiesta perché mi piace interagire con gli studenti.

Come molti dei suoi contemporanei, me compreso, il Dr. Murphy con il passare del tempo si è appassionato sempre più alla storia della medicina. "Tu non puoi sapere dove vai, finché non sai da dove vieni", mi disse una volta, anni fa, il mio mentore all'Hartford Hospital. In questa particolare occasione, il dottor Murphy stava discutendo dell'assistenza sanitaria prestata a James A. Garfield, il 20° Presidente degli Stati Uniti: non essendo una sessione formale, non venivano proiettate diapositive. Era una semplice discussione.

"Il 2 luglio 1891, il Presidente Garfield fu colpito due volte dai proiettili sparati da Charles Guiteau, che aveva avuto un ruolo di scarsa rilevanza nelle elezioni di Garfield, ma al quale fu successivamente negata una carica nell'Amministrazione presidenziale. Un proiettile sfiorò il braccio del Presidente, un altro si suppose si fosse conficcato da qualche parte vicino al fegato e alla colonna vertebrale. Pochi anni prima, Alexander Graham Bell aveva inventato un metal detector che si sarebbe potuto utilizzare per individuare il proiettile, ma si valutò che le molle del letto su cui il Presidente era disteso avrebbero potuto interferire con il segnale del rivelatore che, pertanto, non fu utilizzato". Il Dr. Murphy subito dopo fece una pausa fingendo di cercare tra i suoi appunti.

"Che cosa fecero allora per trovare il proiettile?", chiese uno studente di medicina come logica domanda consecutiva.

Il Dr. Murphy aveva fatto quella premessa per "stimolare" la platea a porre proprio quella domanda: era un abile oratore. "I medici, senza indossare i guanti e con le dita non pulite, esplorarono in profondità l'interno del corpo di Garfield", rispose il Dr. Murphy. Ci fu un percettibile sussulto tra gli ascoltatori. "Potete immaginare che cosa accadde da quel momento in poi". Dopo queste parole, il chirurgo fece un'altra pausa.

"Aspettate un attimo. Verso la fine degli anni 1860, Joseph Lister sperimentò alcune tecniche antisettiche. Poco dopo, i chirurghi del Royal Infirmary di Glasgow furono istruiti a indossare guanti e a lavarsi le mani con soluzioni di acido fenico al 5%", osservò un altro studente di medicina.

Il dottor Murphy replicò: "Queste pratiche non venivano usate diffusamente dai chirurghi americani di quel tempo. Il Presidente Garfield visse per 10 settimane prima di morire per l'infezione causata da suoi medici. Nel mentre, perse circa 45 chili perché i medici l'avevano messo a dieta liquida intra-rettale. A quanto pare, avevano pensato che il proiettile si fosse conficcato nel suo intestino. In seguito, durante l'autopsia, il proiettile fu trovato in un punto non vitale del suo corpo. Il Presidente Garfield sarebbe, pertanto, potuto facilmente sopravvivere all'attentato ed alle conseguenti ferite".

Un altro studente di medicina si spazientì per la piega che stava assumendo la discussione. Non era interessato alla storia, ma solo al presente *"hic et nunc"*.Prese la parola. "Ovviamente, al giorno d'oggi non avremmo mai messo le mani sporche in un paziente. Quindi, quali sono le problematiche attuali riguardo i pazienti in terapia intensiva?".

Il Dr. Murphy stava aspettando questa domanda. Il racconto precedente rappresentava un preambolo a quello che voleva realmente discutere con i suoi studenti quel giorno. "Le infezioni batteriche continuano a essere tuttora una delle principali cause di morbilità e mortalità fra i pazienti in terapia intensiva. Nonostante i nostri sforzi, gli operatori sanitari sono responsabili della trasmissione delle infezioni da un paziente all'altro. Ci sono migliaia di casi di 'infezioni ospedaliere' ogni anno. Se si tocca un paziente con i guanti o a mani nude e non si cambiano i guanti, o se non ci si lava le mani prima di toccare il paziente successivo, si espone quest'ultimo ai germi del precedente. Se si utilizza uno stetoscopio sporco su di un paziente, questo può fungere da vettore di trasmissione. Anche se conosciamo tutto questo sin dai tempi di Joseph Lister, la situazione oggi non sta migliorando; anzi, sta peggiorando.

"Perché sta peggiorando?", chiese uno studente.

"Ci sono diverse ragioni.Quando cominciai a studiare medicina, 30 anni fa, venivano ricoverati in terapia intensiva molti pazienti che erano praticamente sani. Potevano aver avuto necessità di un piccolo intervento chirurgico e rimanevano un paio di giorni per il recupero. Oggi, molte di queste procedure sono eseguite a livello ambulatoriale come pazienti esterni. Perciò, ora nella nostra unità di terapia intensiva vi è una percentuale più elevata di pazienti che sono veramente malati e immunocompromessi". Tutti gli studenti nella sala sapevano che i pazienti malati sono più esposti alle infezioni rispetto a chi ha un buon sistema immunitario.

"Che cosa ci dice della resistenza ai farmaci antimicrobici?", chiese lo stesso studente.

"*Adesso siamo arrivati al punto della lezione*", pensò il Dr. Murphy. "Questa è la seconda ragione più importante per cui stiamo vedendo infezioni più gravi. Pochi anni fa, ho seguito un paziente che era in sala post-operatoria dopo un intervento chirurgico di sostituzione dell'anca".

*

Connie Coswilla aveva lavorato come contabile presso il parco cittadino di quartiere per 35 anni. Quando suo marito si ammalò di cancro, Connie lasciò il lavoro per prendersene cura. Quando lui morì, rimase sola poiché non avevano figli. Connie vendette la loro abitazione e si trasferì in una casa di riposo.Un giorno, all'età di 74 anni, Connie, mentre usciva dalla doccia, scivolò e cadde sul pavimento piastrellato. Sentì uno schiocco a livello dell'anca e sospettò il peggio. Soffriva di osteoporosi e sapeva che le sue ossa e articolazioni erano deboli. Mentre giaceva a terra, riuscì a strisciare per raggiungere il telefono e chiamare aiuto. Quando l'ambulanza arrivò, Connie fu trasportata in ospedale. Fu avvisato il suo medico di famiglia che si recò in ospedale per esaminare la paziente Dopo averla visitata le disse, cercando di non impressionarla troppo, che la caduta aveva provocato la frattura dell'anca, e che sarebbe stato necessario sostituirla con una protesi. L'espressione del volto di Connie rivelava preoccupazione. Raramente era stata malata e non aveva mai subito un intervento chirurgico prima di allora.

"Vado a parlare con il Dr. Murphy, che è uno dei nostri migliori chirurghi ortopedici". Queste parole tranquillizzarono Connie che decise di rimanere in ospedale per farsi operare. L'intervento fu programmato per il dopodomani, ed il Dr. Murphy e Vincent, un giovane specializzando in chirurgia, iniziarono a spiegare alla paziente il tipo di intervento cui intendevano sottoporla.

"Sig.ra Coswilla, noi facciamo decine di queste operazioni ogni settimana", disse il Dr. Murphy. "A parte la frattura, lei gode di ottima salute e, quindi, esistono le premesse per una completa riuscita dell'intervento". Vedendo che la signora Coswilla era ancora agitata, Vincent volle aggiungere altre parole nella speranza di migliorarne lo stato d'animo.

"Le metteremo un'articolazione prodotta con una nuova lega al cobalto-cromo molibdeno. Siamo in grado di ricostruire bene l'arto; abbiamo la tecnologia adeguata e possiamo farla tornare meglio di prima. Migliore... più resistente... più veloce".Connie cominciò a ridere. Ricordava che queste battute erano prese da uno spettacolo del 1970, *The Six Million Dollar Man*. L'approccio adottato dallo specializzando non era convenzionale, ma funzionò e riuscì a far rilassare Connie che non aveva mai sognato di poter diventare una "donna bionica".

La mattina successiva fu effettuato l'intervento di sostituzione dell'anca di Connie, e tutto andò bene.

L'articolazione rotta fu rimossa e ne fu inserita una nuova nel suo fianco sinistro. Sotto anestesia generale, Vincent fece le incisioni iniziali e il dottor Murphy eseguì la sostituzione dell'articolazione stessa. All'estremità dell'osso fu aggiunto anche del cemento per far aderire la protesi. L'intervento durò solo 90 minuti.Vincent finì l'intervento suturando l'incisione sul fianco di Connie. Quando l'operazione fu conclusa, Connie fu trasportata nella sala post operatoria.C'erano altri pazienti che si stavano riprendendo da una varietà di differenti interventi chirurgici. Dopo il risveglio dall'anestesia, Vincent vistò la sua paziente.

"Signora Coswilla, adesso può correre una maratona", fu il suo commento.

"Non sono pronta per questo, ma sono veramente grata a lei e al Dr. Murphy per avermi rimessa in sesto", disse Connie.

Tre giorni dopo, ebbe un lieve rialzo febbrile, 37.7 °C. Era stato programmato di trasferirla in una struttura di cura specializzata, ma la dimissione fu rinviata. Il Dr. Murphy pensò che questa fosse una normale reazione all'intervento subìto, e non un'infezione. La sua equipe medica prelevò il sangue e lo inviò al laboratorio di microbiologia per un esame culturale. Sapendo che potevano essere necessari alcuni giorni per avere il referto finale, il team prescrisse la somministrazione di un antibiotico ad ampio spettro come misura preventiva. Il Dr. Murphy aveva fatto migliaia di interventi di sostituzione dell'anca e volle tenere la paziente in osservazione durante la notte. Era convinto che non fosse necessario somministrarle gli antibiotici, ma aveva ceduto alle insistenze dei colleghi della Rianimazione.

"L'uso diffuso di questi antibiotici sta accelerando il tasso di resistenza ai farmaci da parte dei microrganismi che sono presenti nel nostro ospedale", disse loro. "Non abbiamo mai prescritto questi farmaci indiscriminatamente e in modo così esteso prima". Ma fu inutile. Gli risposero che le indicazioni mediche suggerite dalla loro assicurazione professionale raccomandavano la profilassi antibiotica per quella tipologia di pazienti.

"Stiamo praticando la medicina difensiva, invece di utilizzare le pratiche migliori?", chiese il Dr. Murphy. Nessuno del team rispose. Tutti sapevano che aveva ragione, ma non potevano farci nulla. Il Dr. Murphy si rese conto che era ormai cominciata una nuova era. Connie iniziò il trattamento con vancomicina e fu trasferita in terapia intensiva.

Alla luce dei fatti, il team di Terapia Intensiva che aveva in cura Connie, agì correttamente: la paziente aveva contratto un'infezione da enterococchi. Sfortunatamente, quel ceppo era resistente alla vancomicina. Connie fu messa in isolamento e trattata con altri antibiotici, ma sviluppò una sepsi che, alla fine, si diffuse al suo sistema nervoso. Dopo una settimana di ricovero in ospedale, l'infezione si era diffusa al sistema nervoso centrale. Connie morì di meningite.

"Siamo noi i colpevoli", disse il Dr. Murphy a Vincent quando venne a sapere che era deceduta. "Ho esaminato le cartelle cliniche di tutti i pazienti del reparto di terapia intensiva quando lei era ricoverata, e tutti erano sotto terapia antibiotica, seppur con farmaci diversi. Non credo che gli antibiotici fossero davvero necessari per tutti quei pazienti e, per qualche negligenza, Connie si è infettata. Forse c'è stata una scarsa igiene delle mani".

"Forse era qualcosa che la paziente ha toccato", disse Vincent.

"Qualunque sia la ragione, è stato l'*ambiente* che abbiamo creato che ha causato la sua morte". Il Dr. Murphy aveva già perso altri pazienti prima, ma era visibilmente turbato per la morte di Connie, perché le aveva promesso che non ci sarebbero state complicanze. Era particolarmente arrabbiato perché l'intervento era andato molto bene, ed erano stati gli eventi successivi a causarne la morte. In tal senso, quanto successo non era dissimile da quello che accadde al presidente Garfield dopo che gli spararono: morì per mano dei medici e degli infermieri che avevano cercato di salvarlo. Vincent non riusciva a trovare parole di conforto per il suo maestro. Anche a lui piaceva la signora Coswilla e si allontanò prima che il suo maestro si accorgesse che stava piangendo.

*

Pochi mesi dopo questo caso, il Dr. Murphy venne in laboratorio per chiedere se conoscevamo qualche test da poter utilizzare per escludere un'infezione batterica, nel tentativo di ridurre al minimo l'uso di antibiotici ad ampio spettro. Il nostro laboratorio di microbiologia aveva appena iniziato a utilizzare tecniche molecolari che permettono la rilevazione dei batteri più velocemente di quanto consenta la rilevazione della loro crescita su una capsula di Petri. Ma questi tests sono rivolti verso microrganismi specifici, e non è possibile testare tutti i microrganismi che possono causare un'infezione. Gli dissi che avrei cercato nella letteratura per vedere se esistesse un tale test.

Pochi mesi dopo, feci una relazione a un convegno sui biomarcatori cardiaci a Berlino. Subito dopo la mia lettura, il relatore successivo, il Professor Ole Mock, discusse di un nuovo test di laboratorio che era in corso di valutazione nel loro ospedale.

"La procalcitonina è un precursore proteico della calcitonina, una proteina regolatrice dell'omeostasi del calcio", disse il Prof. Mock. "I pazienti con infezione batterica hanno un aumento della concentrazione nel sangue di procalcitonina. La proteina viene rilasciata molto presto dopo un'infezione". Poi il Prof. Mock disse una cosa che suscitò veramente il mio interesse. "Un risultato negativo esclude un'infezione".

Dopo la conferenza, andai dal Prof. Mock e gli chiesi: "Se il risultato della procalcitonina è negativo in un reparto di terapia intensiva, questo dato sarebbe sufficiente per eliminare l'uso di antibiotici per profilassi?".

"Stiamo effettuando una sperimentazione clinica per affrontare questo tema. Noi pensiamo che i pazienti che hanno una procalcitonina negativa, e non sono trattati, staranno altrettanto bene o meglio di quelli che sono trattati", sentenziò il Prof. Mock. "Nei pazienti che hanno un'infezione, possiamo monitorare continuamente le concentrazioni di procalcitonina nel corso della loro ospedalizzazione. Quando i livelli cominciano a ridursi, questo è il segnale che gli antibiotici stanno eradicando i batteri. A questo punto, si può sospendere la terapia antibiotica, forse prima di quando l'avremmo fatto se non avessimo avuto questo test".

Allora chiesi: "Queste pratiche potranno arginare la marea di resistenze dei batteri ai farmaci?".

"Questo è un quesito molto difficile. Serviranno studi più ampi e più lunghi. Ma sì, la speranza esiste!".

Il Prof. Mock mi disse che stava lavorando con una azienda per produrre il test per il dosaggio della procalcitonina, che sarebbe stato disponibile in Europa entro pochi mesi. Tornai a casa pensando che, finalmente, avevamo la risposta alla domanda del Dr. Murphy e andai a trovarlo. Gli dissi che la procalcitonina poteva essere il test che stava cercando, ma che avrebbe dovuto aspettare fino a quando il test fosse stato approvato e reso disponibile negli Stati Uniti. Mi ringraziò e mi disse che non vedeva l'ora che arrivasse quel giorno.

La procalcitonina fu rilasciata in Europa nel giro di un anno dopo la mia visita, e fu gradualmente adottata dagli ospedali europei. Logicamente aspettavo che venisse approvata negli U.S.A. Dissero che sarebbe avvenuto a breve. Ma dopo cinque anni di attesa, la disponibilità del test negli Stati Uniti non era ancora avvenuta. Andai a trovare il Dr. Murphy per scoprire che cosa sapesse a tal proposito.

"Sì, il test è stato accettato dai miei colleghi europei e credo che abbia ridotto l'incidenza dell'uso degli antibiotici a largo spettro tra i loro pazienti", disse il Dr. Murphy. "Ma noi, negli Stati Uniti, abbiamo un problema che ha ostacolato l'interesse da parte dei medici rianimatori a utilizzare questo test."

"Cos'è mai?", chiesi, pensando che il Dr. Murphy ed io saremmo stati i primi sostenitori di questo test se l'avessimo avuto a disposizione.

"Non fraintendermi, penso che sarebbe fantastico. Ma abbiamo paura dei contenziosi per negligenza. Se andiamo contro la pratica medica standard e non trattiamo qualcuno che è a rischio d'infezione, e poi il paziente si ammala, è probabile che ci facciano causa. In Europa è un problema minore, perché lì non ci sono molti avvocati che si occupano specificamente di casi di malasanità. Abbiamo anche altri limiti per quanto riguarda la quantità di denaro che può essere concessa alle parti querelanti. Purtroppo in America, dobbiamo praticare la 'medicina difensiva' che significa fare le cose per 'pararsi il sedere' piuttosto che applicare quella che potrebbe essere la migliore pratica medica", disse il Dr. Murphy. "Fino a quando non diventerà prassi riconosciuta, ci vorrà tempo prima che possiamo utilizzare questo test".

Lasciai la stanza disgustato. *"Come ha potuto questo sistema diventare così perverso? Ci siamo trasformati in un paese del terzo mondo riguardo alcune pratiche mediche"*, pensai.

*

La sostituzione dell'anca è l'intervento chirurgico più comune eseguito sugli anziani. L'artrite e l'osteoporosi compromettono le articolazioni a tal punto che necessitano di una protesi. Le nuove protesi articolari possono essere di metallo, ceramica o plastica. Le protesi articolari non sono durevoli quanto le nostre ossa umane, ma possono durare 20 anni o più. Nel corso del tempo, le protesi metallo-metallo rilasciano ioni cromo e cobalto nella circolazione e questo può provocare una tossicità definita come metallosi. I sintomi includono problemi neurologici, patologia tiroidea e insufficienza cardiaca. Quando questo accade, tali protesi devono essere sostituite.

Il Centro americano per il Controllo e la Prevenzione delle Malattie (CDC) stima che le infezioni siano causa di circa 100.000 morti l'anno. I costi associati alle "infezioni contratte in ospedale" arrivano fino a 11 miliardi di dollari. Gli enterococchi sono microrganismi Gram-positivie di forma tondeggiante che si dispongono in coppie oppure in catene corte. Prima della determinazione del codice genetico, si riconoscevano per l'aspetto simile alla specie degli Streptococchi. Gli Enterococchi sono per natura resistenti ad alcuni antibiotici comuni come la penicillina e le cefalosporine, ma possono essere eradicati dalla vancomicina. Le specie di Enterococco che sono resistenti alla vancomicina sono particolarmente virulente. Un rapporto del CDC stima che ogni anno, negli Stati Uniti, si verifichino 20.000 casi di infezioni da Enterococco resistente alla vancomicina, con circa 1.300 decessi conseguenti. Molte di queste infezioni vengono contratte in ospedale.

Oggi, il test della procalcitonina è ampiamente utilizzato nei paesi dell'Europa occidentale. Diversi studi hanno dimostrato che l'applicazione del test ha portato a una riduzione della resistenza agli antibiotici. Sebbene alcuni test della procalcitonina siano stati approvati dalla FDA, gli stessi non sono ancora stati automatizzati sui tradizionali analizzatori di chimici clinica. Questo problema ha rallentato l'adozione del test negli Stati Uniti, e la sua richiesta da parte dei medici americani di terapia intensiva. Anche se disponibile, il test non è raccomandato dalle linee guida cliniche nè è utilizzato.

Infezioni Gemellari

La relazione tra gemelli omozigoti è veramente speciale. Il loro legame permanente è diverso da quello esistente fra fratelli e, anche, tra gemelli eterozigoti. Terry e Tommy Tucker non facevano eccezione. Erano stati inseparabili durante la crescita; i loro amici e gli insegnanti facevano fatica a distinguerli. La loro madre risolse questo problema con l'acquisto di abiti differenti per ognuno dei due bambini che erano i suoi unici figli. Con il passare degli anni, però, i due fratelli iniziarono a decidere il proprio guardaroba: Terry preferiva camicie con il colletto, pantaloni attillati e scarpe da tennis bianche, mentre Tommy amava magliette, pantaloni larghi e scarpe da corsa multicolori. Benché avessero lo stesso patrimonio genetico, Tommy crebbe qualche centimetro in più ed era più atletico di Terry, che era un tipo più intellettuale. Dopo il diploma di scuola superiore, Tommy frequentò un college che aveva la reputazione di essere la scuola più festaiola, sulla costa occidentale. Terry si iscrisse ad un'Università prestigiosa. Nonostante la distanza geografica e la differenza di fuso orario, Terry e Tommy si tenevano in contatto tra di loro attraverso telefonate, mail e social media quasi quotidianamente.

Entrambi i ragazzi, concluso il primo anno, tornarono a

casa nel mese di giugno e, durante l'estate, lavorarono in città. Tommy faceva il bagnino e Terry dava lezioni private. Durante il fine settimana della Festa del Lavoro, poco prima di dover tornare a scuola, i ragazzi parteciparono a una festa di addio con i loro genitori.

"Vostro padre ed io andremo in vacanza in un'isola privata, senza telefoni, cercapersone, Internet o l'accesso e-mail", disse la madre ai ragazzi. Il marito, e padre dei gemelli, era un medico sempre reperibile su chiamata. "Le prossime due settimane lo avrò tutto per me", aggiunse la loro mamma. Entrambi i ragazzi erano felici per la loro madre, che era sempre stata presente nella loro vita e aveva sempre esaudito le loro richieste ed esigenze, mentre il loro padre aveva dovuto trascorrere molti giorni e ore in ospedale.

La festa si teneva presso il locale country club. Durante il ricevimento, i gemelli sedevano con Carmella, una loro amica del liceo. Carmella era appena tornata da un semestre all'estero, dove aveva lavorato con i bambini poveri a Guangzhou, in Cina. Anche se erano tutti minorenni, il fratello maggiore di Carmella, che era il barista del locale in cui si teneva il ricevimento, diede loro, di nascosto, bevande alcoliche, ma nessuno sembrava preoccuparsi di questo problema.

"Assaggia questo, Carm", disse il fratello porgendole il bicchiere.

Dopo aver bevuto un sorso, lei disse: "E' troppo aspro per me". Aveva dato a sua sorella un Midori Sour, una combinazione di liquore al melone verdastro, succo di limone e granatina. Stava per buttarlo via quando Tommy, pur di non sprecare l'alcol, intervenne.

"Dammi qua", disse e buttò giù un grosso sorso della bevanda. "Wow, è grandioso! Ehi Terry, assaggialo".

"Dai, Tommy, lo sai che non mi piace bere". I gemelli non apprezzavano l'alcol allo stesso modo.

"Un sorso non ti ucciderà", disse Tommy

Terry bevette dal bicchiere, fece una smorfia di disgusto e buttò giù.

Ciò che Carmella non sapeva, era di essere nella fase di incubazione di un virus influenzale contratto mentre si trovava in Cina. Condividendo la bevanda, infettò inavvertitamente sia Tommy che Terry. Il periodo d'incubazione per l'influenza asiatica, in genere, è di un paio di giorni, ma può arrivare fino a 21 giorni. Sia Terry che Tommy, nel giro di una settimana dal loro ritorno a scuola, si ammalarono. Avevano gli stessi sintomi: febbre, tosse mal di gola, e debolezza muscolare. Ognuno di loro, in un primo momento, fu visto nell'infermeria del proprio college. Come per molte altre scuole, questo era un ambulatorio che, per le malattie più gravi, faceva riferimento agli ospedali vicini. Presso l'infermeria erano disponibili alcuni test diagnostici, tra cui uno rapido per l'influenza.

Questo test è analogo per semplicità ai test di gravidanza che si possono eseguire a casa. Il campione viene aggiunto al dispositivo con i reagenti contenuti al suo interno. Una linea colorata compare sul tampone del dispositivo se sono presenti le nucleoproteine virali. Per l'esecuzione di questo test immunologico rapido, il campione viene prelevato tramite un tampone nasofaringeo. Per eseguire l'esame, si raccoglie il campione utilizzando un "Cotton Fioc" inserito nella cavità nasale fino a incontrare una resistenza. Il tampone deve essere ruotato tre volte per assorbire il più possibile le secrezioni; viene, poi, rimosso e inserito in un flaconcino contenente un conservante prima dell'esecuzione dell'esame.

Nell'ambulatorio dove si trovava Terry, l'infermiera disse al medico di turno: "Il test per l'influenza è negativo. Dobbiamo rimandare lo studente nel dormitorio?".

Il dottore replicò: "Non è un risultato inatteso dato che non è questa la stagione dell'influenza. Probabilmente ha solo un raffreddore. Dategli uno "scritto" per codeina, Benadryl, e un sedativo della tosse". Con la parola "scritto" il medico intendeva fare riferimento ad una prescrizione, e l'infermiera lo sapeva.

"Gli raccomandi di stare a riposo e bere molti liquidi. Invieremo il tampone nasofaringeo per un esame colturale ma potrebbe essere necessario attendere anche una settimana prima di avere il risultato: in ogni caso, io penso che sarà negativo. Chi è il prossimo paziente?", chiese il dottore.

Quasi contemporaneamente, nell'ambulatorio dove si trovava Tommy, a circa 5.000 chilometri di distanza, l'infermiera disse al medico di turno: "Il test per l'influenza è negativo. Possiamo rimandare lo studente nel dormitorio?".

Il dottore commentò: "Penso che sia qualcosa più grave di un comune raffreddore. Anche se non ci troviamo nella stagione dell'influenza, non credo che il risultato del test sia attendibile: potrebbe trattarsi di un'infezione grave. Chiama un'ambulanza e fallo trasportare al General Hospital. Se la visita e ulteriori esami saranno negativi, lo rimanderanno loro indietro al dormitorio". L'infermiera si fermò, guardò il giovane medico come per dirgli che era eccessivamente prudente, ma non disse nulla e andò al telefono per chiamare il servizio di ambulanza. La maggior parte degli studenti, tra cui Tommy, non aveva l'auto e, quindi, questo era l'unico mezzo per andare in ospedale. L'ambulanza arrivò nel giro di pochi minuti, e Tommy partì per l'Ospedale.

Al Pronto Soccorso del General Hospital, il personale vide che la temperatura del corpo di Tommy era di un grado più alta rispetto a quella registrata nell'ambulatorio. Aveva il respiro troppo frequente, ed il suo corpo cominciò a tremare. Fu ricoverato nel Reparto di Terapia Intensiva del nostro Ospedale e fu avviato il protocollo "sepsi" che prevede una serie di passaggi, compresi la prescrizione di test diagnostici specifici come emocoltura, la determinazione del lattato per la misura del metabolismo anaerobico, e la misurazione di una proteina chiamata procalcitonina. Inoltre, furono attuate le procedure d'isolamento del paziente per ridurre al minimo la diffusione dell'infezione da paziente a paziente, e da paziente a operatore sanitario.

Tommy fu preso in carico dal reparto di malattie infettive. Un gruppo di medici e tirocinanti, bardati di camice e mascherina protettiva, si riunì attorno al suo letto in tarda mattinata per discutere il caso. Il capo del team era il Dr. Yokoi Kush. Campioni di sangue e tamponi respiratori furono raccolti e inviati al laboratorio di microbiologia per eseguire colture batteriche e virali. Inoltre, fu inserita una cannula nella gola di Tommy attraverso la quale un "fluido" di lavaggio fu, dapprima, spruzzato nei polmoni e, successivamente, riaspirato e raccolto in un apposito contenitore.

Il campione del lavaggio bronchiale fu, quindi, inviato al laboratorio per l'esecuzione dell'esame colturare per la ricerca di microrganismi. Avendo raccolto sia il campione nasale sia che quello bronchiale, potevano essere ricercate le infezioni delle vie respiratorie superiori ed inferiori. Il Dr. Kush chiese a Tommy se era stato vaccinato contro l'influenza. Tommy rispose che la vaccinazione era stata programmata al suo ritorno a scuola, la settimana successiva alla Festa del Lavoro.

Lo specializzando anziano chiese al Dr. Kuch: "Adesso, mentre aspettiamo i risultati degli esami colturali, dovremmo iniziare una terapia antibiotica ad ampio spettro e il trattamento anti-virale?". Lo specializzando sapeva sulla base dell'esperienza acquisita che, specialmente le colture virali, richiedono diversi giorni o anche settimane per produrre un risultato.

"Normalmente, avrei detto si", fu la risposta del Dr.Kush. "Ma il laboratorio di microbiologia ha recentemente implementato un test di reazione a catena della polimerasi, accoppiato a una reazione di trascrittasi inversa per l'identificazione di virus e alcuni batteri. Avremo il risultato nel corso della giornata". Il Dr. Kush era un esperto di antibiotico-resistenze dei batteri; aveva tenuto conferenze negli Stati Uniti ed in tutto il mondo sui pericoli dell'uso eccessivo di antibiotici ad ampio spettro. "Prendiamo un farmaco come esempio", disse al gruppo. "L'abuso di farmaci come l'amoxicillina può causare mutazioni dei batteri così che gli attuali antibiotici non saranno più efficaci". Tutti gli specializzandi sapevano che questo era un serio problema clinico nel caso di malattie infettive. "Questa terapia può anche alterare la flora microbica naturale di Tommy". Si tratta di batteri che si trovano nella pelle, nella bocca e nel tratto gastrointestinale e svolgono importanti funzioni metaboliche per l'ospite umano. Sorprendentemente, alcuni scienziati hanno trovato che anche una persona sana ha dieci volte più batteri di cellule umane.

"Prenderemo una decisione terapeutica nel tardo pomeriggio quando avremo i risultati. Queste poche ore di attesa non determineranno ricadute negative sulla salute di Tommy".

*

Pochi mesi prima, avevo collaborato con il laboratorio di microbiologia alla valutazione e implementazione di un test molecolare per l'influenza. All'epoca, il mio laboratorio aveva più esperienza con le metodiche molecolari.

La causa più comune di influenza è l'infezione da parte del virus influenzale A o B. Il test prevede l'estrazione degli acidi nucleici da un tampone nasofaringeo e la moltiplicazione delle copie dell'RNA virale, utilizzando una tecnica chiamata reazione a catena della polimerasi, per aumentare la sensibilità del test. Questa tecnica è assimilabile ad una fotocopiatrice che fa i duplicati di un documento. Il test per l'influenza che avevamo usato era in grado di identificare la presenza dei virus della stessa rilevando la specifica sequenza di RNA. La presenza di questi acidi nucleici in un paziente con sintomi del tratto respiratorio stava ad indicare l'infezione virale. Il test che avevamo valutato era sensibile ai virus dell'influenza A e B, ma non della C. Quest'ultimo virus non è contagioso o mortale.

Nel giro di poche ore, l'esame fu refertato come positivo per il ceppo A. Il Dr. Kush fu chiamato e gli fu comunicato il risultato. "Proprio come sospettavo", disse agli studenti quando ebbe in mano il referto.

"Sospetto sia l'influenza H1N1 o l'influenza suina. Dobbiamo iniziare a somministrargli immediatamente una dose di oseltamivir. Dobbiamo segnalare questo caso al Dipartimento di Salute Pubblica per avviare un'indagine epidemiologica!".

Nello stesso pomeriggio, mentre era nel reparto di terapia intensiva, Tommy iniziò ad avere le convulsioni. Fu intubato e gli furono somministrati dei farmaci per sedarlo; non era in grado di comunicare con il medico del Dipartimento di Salute Pubblica quando questi venne in Ospedale per interrogarlo in merito alla sua infezione. Fu fatta una telefonata ai genitori, ma nessuno rispose. Quando fu contattato l'ufficio del padre, risposero che i genitori di Tommy erano andati a fare la loro seconda luna di miele e non avevano lasciato numeri telefonici di emergenza. Il padre di Tommy avrebbe dovuto sapere come comportarsi dato che anche lui era un medico. Quando fu inviato un messaggio di posta elettronica ai suoi indirizzi di casa e lavoro, ritornò una risposta automatica che avvisava che "il dottore non era disponibile". I medici si recarono al campus di Tommy per intervistare i suoi compagni di stanza e dormitorio. Nessuno di loro presentava alcun tipo di sintomo simil-influenzale. La causa dell'infezione non potè essere stabilita. Nessuno sapeva del contatto di Tommy con Carmella o del viaggio all'estero che lei aveva fatto. Passarono diversi giorni prima che qualcuno scoprisse che Tommy aveva un fratello gemello e che anche costui presentava gli stessi sintomi. Quando fu finalmente rintracciato, si scoprì che anche Terry era malato, ed era stato ricoverato in ospedale due giorni dopo l'insorgenza dei sintomi. Dal momento in cui arrivò nel reparto di Terapia Intensiva, la sua infezione progredì fino allo stadio finale e morì. Il risultato dell'esame colturale ritornò all'ambulatorio dove era stato visitato, tre giorni dopo la sua morte. A questo punto della storia, non sorprenderà il lettore che il risultato fosse positivo per l'influenza A.

Tommy fu trattato in modo efficace con la terapia antivirale. Tuttavia, quando gli fu detto che suo fratello aveva avuto la stessa infezione, ma era morto a causa della malattia, entrò in uno stato di profonda depressione. Tommy fu dimesso dal reparto di terapia intensiva dove era stato tenuto in isolamento. Se ne stava seduto nel suo letto guardando il soffitto e pensando alla vita che aveva vissuto assieme al fratello. Si addormentava piangendo ogni notte. Non aveva appetito e, pur essendo magro, perse circa 11 chili. Si chiedeva perché lui fosse sopravvissuto e suo fratello no. Pochi giorni dopo, i suoi genitori finalmente tornarono dalla luna di miele e fecero del loro meglio per consolare il loro unico figlio rimasto in vita. Anche loro si sentivano in colpa per non essere stati presenti durante il momento critico dell'emergenza clinica. Tommy fu visto da uno psichiatra che lo trattò con un blando antidepressivo. Alla fine fu gradualmente sospesa la terapia farmacologia e fu in grado di ritornare a scuola nel secondo semestre.

*

Secondo l'Organizzazione Mondiale della Sanità, il numero di morti in tutto il mondo nel 2009 per la pandemia d'influenza suina è stato di quasi 300.000 persone. La maggior parte dei decessi si è verificata nel Sud Est asiatico e in Africa. Le principali cause di morte sono state le malattie respiratorie e cardiovascolari. Negli Stati Uniti, ci sono stati circa 50 milioni di infezioni con circa 10.000 morti, soprattutto tra bambini e giovani adulti.

Ci sono tre virus influenzali, denominati "A", "B" e "C". L'Influenza "A" è quella più comunemente riscontrata negli Stati Uniti. Esistono diversi sottotipi di influenza A, distinti in base alle differenze tra le proteine di superficie del virus stesso. La proteina emoagglutinina, o

"H", *permette al virus di attaccarsi alle cellule del tratto respiratorio superiore e all'emoglobina. La proteina si chiama così perché, legandosi ai globuli rossi, provoca l'agglutinazione di queste cellule. Ci sono attualmente 18 diversi sottotipi di emoagglutinina. La proteina neuraminidasi, o "N", è un enzima che permette al virus di replicarsi all'interno dell'ospite. Ci sono 11 diversi sottotipi di questa proteina. Il sottotipo influenzale responsabile della pandemia d'influenza suina del 2009 è stato definito "H1N1".*

I vaccini contro l'influenza sono facilmente disponibili. Ogni stagione, il CDC analizza i dati di prevalenza e indica quali ceppi devono essere inclusi nel vaccino stagionale. Il periodo influenzale per l'emisfero settentrionale è l'opposto di quella dell'emisfero meridionale, e vengono utilizzate tipologie diverse di vaccini. Gli anziani e gli operatori sanitari sono particolarmente vulnerabili e viene loro raccomandato di vaccinarsi. A causa della rarità dell'influenza da virus C, i vaccini di solito non proteggono contro questo virus.

Dovevo tenere una conferenze in Cina durante la pandemia di influenza suina del 2009 e viaggiavo con mio figlio. All'aeroporto di Pechino, erano state istallate delle telecamere a visione termica che avevano lo scopo di ricercare tra i passeggeri in arrivo quelli con incrementi della temperatura corporea. Gli individui sospettati di essere infetti venivano subito messi in quarantena per giorni e settimane. Per fortuna, io e mio figlio non risultavamo contagiati. Non avevamo la febbre e, così, ci fu permesso di entrare nel Paese. Fummo sorpresi di vedere così tanti cittadini cinesi che indossavano le mascherine facciali filtranti per proteggersi dagli individui infetti: il virus H1N1 si trasmette, infatti, per via aerea.

Il test molecolare per l'influenza consente una diagnosi d'infezione molto più rapida rispetto a una coltura virale, e può avere un significativo impatto sul trattamento dei pazienti sospettati di avere la malattia, come nel caso di Tommy. Il test non è ancora disponibile nella maggior parte degli ospedali e centri medici. I nuovi test diagnostici devono essere sottoposti a lunghe, in termini di tempo, fasi di verifica. per comprenderne appieno le caratteristiche e per valutare come possano migliorare i risultati clinici. Questo test risulta essere molto più costoso rispetto al test rapido immunologico.

Il Centro statunitense per il Controllo e la Prevenzione delle Malattie ha raccomandato che i pazienti con sintomi di una infezione influenzale siano trattati con i farmaci antivirali anche prima che l'agente causale sia stato identificato. Nel caso di Terry, il mancato riconoscimento e trattamento dell'influenza durante le fasi iniziali dell'infezione ha portato alla sfortunata morte del ragazzo. Una persona che ha un fratello gemello o una sorella gemella che sono morti, è definita come un "gemello senza gemello". Molti di loro hanno dichiarano di sentirsi come se avessero perso la metà di se stessi. La depressione che ne consegue, è una complicazione ben conosciuta in ambito psichiatrico. I gemelli che hanno perso un gemello possono trovare un po' di conforto all'interno di gruppi di sostegno di altre persone che hanno vissuto la loro stessa esperienza. Ci sono stati personaggi famosi che sono sopravvissuti alla morte di un gemello. Elvis Presley aveva un fratello, Jesse, che era nato morto. Quando Elvis era giovane, ricevette supporto psicologico da Liberace, che era un ragazzo che aveva perso il fratello gemello.

Misofobia

****

Iniziò la carriera come attrice comica: si esibiva regolarmente allo *Standup,* un locale notturno di spettacoli di cabaret a Manhattan Beach. Lo spettacolo che la vedeva protagonista assieme ad altri promettenti attori di Hollywood andava in scena il venerdì sera, per un modesto pubblico di circa 50 persone. Anche Jason Allen era un habitué del club, ma si faceva vedere nel locale solo il sabato sera. Non poteva frequentarlo durante la settimana perchè era impegnato a Culver City nelle riprese di *After Hours Show con Jason Allen.* Il manager del club, amico di lunga data di Jason, gli raccontò di Connie e mostrò a Jason alcune riprese video del suo numero. Lei scherzava sul fatto che era "single" perché aveva paura del contatto fisico diretto con gli esseri umani.

"Non ho mai stretto la mano a qualcuno incontrato per la prima volta", disse durante uno dei suoi spettacoli. "Specialmente agli uomini: gli uomini sono disgustosi. Ho visto come si comportano i miei fratelli più grandi. Si rimpinzano di cibi piccanti e poi, a turno, cercano di ruttare e scoreggiare a vicenda. Mio fratello ti darebbe la mano e, quando tu la stringi, ci sarebbe una prolungata e sonora perdita di vapori nocivi. Ci vuole talento per regolare il proprio sfintere anale come una valvola di gas metano ad alta pressione. Poi, quando è il momento di andare al bagno, si siedono lì per 15 minuti o più, leggendo riviste di auto da corsa tutto il tempo. Così, naturalmente, quando incontro uomini sconosciuti per la prima volta, posso solo pensare a quando ero una ragazzina e chiedo a me stessa: *'Dove sarà stata QUELLA mano?'*". Questa battuta umoristica scatenava sempre una risata ed era diventata il suo segno di riconoscimento. Sono stati questi ricordi d'infanzia che hanno causato a Connie la misofobia, la paura dei germi. Jason si divertì, ma l'umorismo da bagno non faceva parte del suo stile. Fortunatamente, Connie ironizzava anche su altre differenze tra uomini e donne suscitando molta ilarità tra gli spettatori.

Su richiesta di Jason, un sabato il manager del club invitò Connie a presentare il pezzo di apertura per Jason durante uno dei suoi spettacoli allo *Stand Up.* Provocò un sacco di risate nel pubblico mettendolo di buon umore prima che Jason tenesse il suo monologo. Alla fine della serata, Connie fu invitata a incontrare Jason nel suo camerino. Quando lui le tese la mano, Connie non gliela strinse ma alzò entrambe le mani con i palmi in fuori.

"Quindi è vero? Hai realmente la fobia dei germi?", le chiese.

"Sì, ce l'ho da sempre ed interferisce con la mia vita sociale", gli rispose.

Il suo atteggiamento nei confronti del contatto fisico era proprio l'opposto di quello di Jason. All'inizio dei suoi spettacoli, lui stringeva la mano e dava il "batti cinque" a decine di persone del pubblico presente in sala. Questo rapporto gli era stato utile durante tutti i 15 anni di esecuzione dello spettacolo *After Hours.*

Dopo alcuni minuti di conversazione nel suo camerino, Jason le disse che aveva intenzione di invitarla come ospite in televisione. Attraverso il suo spettacolo Jason aveva lanciato le carriere di molti comici, proprio come Johnny Carson aveva fatto decenni prima di lui. Naturalmente, Connie fu entusiasta. Balzò in piedi e stava quasi per abbracciarlo, ma subito si ricompose. "*Dove sarà stato?*", fu il suo pensiero germofobico. Gli fornì le informazioni su come contattarla. Subito dopo Jason lasciò il locale e il suo autista lo riportò a casa.

Connie apparve nello show di Jason pochi mesi dopo. Il pubblico dello studio televisivo si appassionò. Invece del solito numero musicale, quella sera lo spettacolo si chiuse con il pezzo di Connie. Non era ancora un ospite abituale e non poteva stare seduta vicino a Jason, mentre andava in onda il programma. Ma, poiché viveva nella zona di Los Angeles, i produttori dello spettacolo *After Hours Show* la chiamarono parecchie volte per sostituire alcuni personaggi che avevano annullato la partecipazione all'ultimo minuto; divenne, in questo modo, un ospite abituale. Sebbene non fosse mai stata l'ospite principale, stava seduta sulla sedia alla sinistra di Jason; in questa maniera gli spettatori ebbero modo di conoscerla meglio. Connie aveva una personalità coinvolgente, e Jason con lei non aveva mai dovuto preoccuparsi di riempire il tempo come a volte aveva dovuto fare con alcune delle celebrità che erano intervenute. A lui piaceva davvero ed era sempre felice di averla nello show.

Gli operatori televisivi si erano accorti di quanto lei fosse a suo agio di fronte alla telecamera. Pochi anni dopo, un produttore le chiese di fare un provino per condurre un nuovo gioco televisivo a premi, dal titolo *Family Fights*, che sarebbe andato in onda di giorno. Tranne lei, tutti i candidati al ruolo di presentatore erano uomini. Le fu detto che si trattava di uno spettacolo in cui alcune famiglie gareggiavano contro altre rispondendo ad una serie di domande ed eseguendo alcune prove fisiche. Nella parte iniziale, fu chiesto a Connie di presentare le famiglie e intervistarle sulla loro vita. Connie si comportò brillantemente durante la puntata di prova e fu ingaggiata come conduttrice del nuovo spettacolo. Lo show divenne abbastanza popolare sul canale che proponeva spettacoli di gioco, ma non fu mai trasmesso dalle reti più importanti o in prima serata.

Solamente dopo aver ricevuto l'offerta di lavoro, Connie rivelò ai produttori che soffriva di misofobia. Costoro si accordarono con lei sul fatto che il conduttore non avrebbe avuto alcun contatto fisico con i concorrenti, e che la produzione avrebbe messo a disposizione sul set diversi contenitori di disinfettanti per le mani.

*

Al di fuori del lavoro, l'unico svago di Connie era giocare a calcio. Faceva il portiere di una squadra di club a Pasadena dove viveva. Durante il liceo aveva sempre giocato in porta. Il ruolo di portiere, che non richiedeva un costante contatto fisico con le compagne di squadra sudate o con qualsiasi altra giocatrice, le si adattava perfettamente. Fin dall'inizio aveva detto alle sue compagne di squadra che dammi "il cinque" non era cosa per lei. Disputavano le partite contro le altre squadre del luogo. Una delle partite si tenne su un campo di erba sintetica. Connie non aveva mai giocato su tale superficie, e rimase stupita dalla velocità con cui il pallone si spostava. Durante la partita, si tuffò alla sua sinistra per bloccare un tiro. La sua squadra, quel giorno, vinse l'incontro. Quando Connie tornò a casa, notò che il suo ginocchio destro aveva un brutto graffio come conseguenza parata che aveva effettuato. Mise una pomata antisettica sul ginocchio, coprì la ferita con un bendaggio e non ci pensò più.

La ferita sul ginocchio non solo non si rimarginò nel giro di qualche giorno, ma diventò infetta. Lei applicò del neosporin. In poco tempo, cominciarono ad apparire altre lesioni su diverse parti del corpo, compreso il viso. All'inizio, coprì le eruzioni con il trucco. Visto che non riusciva a guarire, i produttori dello show furono costretti a sospendere temporaneamente il suo spettacolo chiedendole di farsi vedere da un medico.

Connie arrivò in Ospedale un giovedì. Fu subito ricoverata in isolamento nel reparto di terapia intensiva. A nessuno era permesso accedere alla sua stanza a meno che non si indossassero abiti speciali sterili, guanti e mascherina. C'era un lavandino fuori dalla sua porta, e tutti quelli che uscivano dalla camera dovevano lavarsi le mani.

Campioni di sangue e di espettorato furono raccolti e inviati al laboratorio per eseguire gli esami colturali. A quel tempo, non era disponibile un test molecolare per la ricerca dell'agente causale. Passarono, quindi, diversi giorni prima che fosse possibile identificare il batterio responsabile dell'infezione. Nel frattempo Connie fu trattata con un antibiotico a largo spettro. Alla fine, fu diagnosticata un'infezione da *Staphylococcus aureus*. Fu poi determinato che quel particolare ceppo di microrganismo era resistente agli antibiotici beta lattamici, come le penicilline e la meticillina: fu definito come MRSA o *Staphylococcus aureus* resistente alla meticillina.

*

Il nostro programma di formazione per gli studenti di tecniche di laboratorio medico e ricercatori post-dottorato prevede la partecipazione al "giro visite" anche del personale che lavora presso il laboratorio clinico. In questo modo visitiamo regolarmente i reparti e discutiamo i più importanti risultati dei test clinici di laboratorio. La maggior parte dei laboratoristi clinici, invece, trascorre la propria intera giornata in laboratorio, senza mai andare a vedere come i loro risultati vengano realmente utilizzati per prendere le decisioni cliniche. Queste sessioni sono gestite dai nostri specializzandi in patologia clinica che discutono casi clinici e forniscono al gruppo una sintesi dei risultati dei test clinici di laboratorio. Un giorno, in particolare, uno specializzando selezionò il caso di Connie. Quando scoprii che stavamo discutendo di un personaggio pubblico, avvertii il mio staff che la divulgazione delle informazioni cliniche di un paziente, a chi non fa parte del team sanitario, è vietata e può comportare sanzioni rilevanti e denunce penali per chi ne viola la privacy. La nostra partecipazione era giustificata in quanto forniamo risultati di laboratorio che sono parte integrante del processo di cura del paziente. Dopo questa premessa, il mio specializzando iniziò cautamente a presentare il suo caso. Non avevamo i camici per entrare nella stanza d'isolamento. In quel momento lei non riusciva a sentire ciò che veniva detto e dormiva nel suo letto. Ma, attraverso la finestra di osservazione, potevamo vedere chiaramente le grandi pustole presenti su tutto il viso, le braccia e le gambe. Queste parti del corpo non erano coperte perché il lenzuolo avrebbe causato l'irritazione della pelle. Il suo aspetto mi appariva radicalmente diverso da quello che avevo ammirato in televisione: era davvero irriconoscibile.

Lo specializzando descrisse le procedure di laboratorio utilizzate per diagnosticare l'infezione. "Al microscopio, lo *Staphylococcus*, come dice il nome, è rotondo; si tratta di microrganismi a forma di globo che si colorano di blu con la colorazione di Gram. Sono state ottenute colonie batteriche dalla coltura di un campione di espettorato, utilizzando un appropriato terreno. Sulle colonie prelevate dalla coltura sono stati eseguiti alcuni test biochimici per stabilire che si trattava di *Staphylococcus aureus* e non di altri batteri a forma di cocchi".

"Come ha fatto a contrarre l'infezione?", chiese uno dei miei studenti.

Lo specializzando in medicina di laboratorio rispose: "Sembra che tutto abbia avuto inizio da un'abrasione subita giocando a calcio su un campo con tappeto erboso artificiale. Sono stati riscontrati molti casi d'infezione da MRSA tra gli atleti anche se, nella maggior parte di essi, si è trattato di infezioni diffuse negli spogliatoi attraverso la condivisione di asciugamani o in vasche d'idromassaggio non igienizzate".

Mentre eravamo lì, molti altri medici stavano lasciando la sua stanza e, appena usciti, si toglievano i loro dispositivi di protezione individuale. Ognuno di loro si lavava poi accuratamente le mani. Finchè eseguivano questa pratica, iniziai a cantare la canzone "Happy Birthday" sottovoce, abbastanza forte da poter essere sentito dai miei studenti ma non dai medici vicini al lavandino. Una delle studentesse appena arrivate, Fay, mi guardò e capii che pensava che fossi impazzito, mentre la maggior parte degli altri studenti sapeva quello che stavo facendo. Spiegai a Fay che il tempo necessario a lavarsi le mani in modo corretto corrispondeva al tempo richiesto per cantare la canzone.

"Dico a tutti i miei studenti di fare questo, perché serve a ricordare di non accorciare questa fase fondamentale per il controllo delle infezioni", le dissi.

Mentre lo specializzando stava continuando la discussione, Fay guardò il medico che si stava lavando le mani. Capii che stava cantando mentalmente la canzone per vedere se ogni dottore si lavava in modo appropriato. Non mi era dispiaciuto aver distratto alcuni dei miei studenti dalla discussione del caso.

"Per Fay, questa lezione era stata molto più importante dei dettagli sul caso di Connie", pensai tra me.

"Tutti lo hanno fatto per un tempo sufficientemente lungo. Funziona!", mi disse in disparte.

Venni a sapere dal mio specializzando che Connie soffriva di misofobia. Dissi a Fay: "La nostra paziente approverebbe sicuramente le modalità con cui i suoi medici si lavano le mani".

*

Connie ebbe una grave infezione da MRSA e trascorse il mese successivo in ospedale. Il suo stile di vita, e in particolare l'abitudine di lavarsi ripetutamente le mani, l'aveva resa più vulnerabile alle infezioni, perché aveva eliminato la flora cutanea presente sulla pelle, rendendo più facile l'invasione al ceppo MRSA opportunista. Sul corpo e sul viso di Connie rimasero molte cicatrici dovute all'infezione. Il suo show fu cancellato e, a causa del suo aspetto fisico, ad Hollywood non le fu concessa alcuna nuova opportunità. Viveva in una città difficile che coltiva il culto della bellezza. Sebbene Connie non fosse mai stata stupenda, i produttori non volevano che si presentasse davanti alla telecamera una persona con un'imperfezione così evidente nell'aspetto.

Uno specialista di malattie infettive disse a Connie che le sue eccessive pratiche igienico-sanitarie avevano contribuito a contrarre l'infezione da MRSA e che era stata fortunata che l'infezione non avesse colpito organi vitali, come il cuore. A Connie fu detto di rivolgersi ad uno psichiatra per trattare il suo disturbo e lei acconsentì perchè voleva sentirsi "normale". Le fu diagnosticata una "fobia da infezioni dovute a lesioni della pelle" ed un disturbo ossessivo compulsivo. Fu trattata con una tecnica nota come "terapia cognitivo-comportamentale". Un terapista, di sesso femminile, predispose una serie esercizi per aiutarla a vincere il suo disturbo: si lavava accuratamente le mani di fronte a Connie per dimostrare che era pulita. Poi diceva a Connie di massaggiarle le mani, comprese le fessure tra tutte le dita di entrambe le mani. Connie aveva ben compreso che non potevano esserci germi ma non aveva mai toccato le mani di altre persone in questo modo. Nelle sessioni successive, l'esercizio si sarebbe ripetuto con l'eccezione che la terapeuta si sarebbe lavata le mani fuori dalla vista diretta di Connie. In seguito, fu fatto venire un terapista di sesso maschile per eseguire l'esercizio. Alla fine, il lavaggio delle mani non avveniva in sua presenza, e le fu detto di fidarsi.

Queste sedute di terapia furono efficaci e la sua misofobia si ridusse considerevolmente. Connie lasciò Los Angeles e si trasferì in Texas, dove si sposò e, poco dopo, diventò mamma. In seguito, quando i suoi figli divennero più grandi, coronò uno dei suoi sogni diventando allenatrice di una squadra calcio. Nessuno dei suoi figli soffrì della paura dei germi e Connie non tornò mai più in televisione.

*

Poche settimane dopo la partecipazione al giro visite relativo a Connie, fui chiamato a comparire davanti ad uno dei nostri addetti alla privacy che controllano regolarmente chi ha accesso alle cartelle cliniche. Aveva notato che uno dei miei specializzandi aveva effettuato un accesso ai file di Connie. Dal momento che lei era una celebrità, era stata messa in un elenco speciale, e dovetti giustificare il motivo per cui era stato necessario acquisire quelle informazioni. Gli spiegai che l'infezione da MRSA di Connie era insolita sia in termini di gravità sia per come l'aveva contratta. L'addetto alla privacy sapeva che la maggior parte dei casi ospedalieri di infezione da MRSA era dovuta al contatto con gli operatori sanitari. "Non è quello che si è verificato in questa circostanza, ma abbiamo usato questo caso come esempio dell'importanza dell'igiene per evitare la diffusione delle infezioni acquisite in ospedale". Dato che siamo un ospedale universitario, mi sembrava fosse una giustificazione accettabile. Nonostante questo, ricevetti un ammonimento sul rispetto delle norme sulla privacy per futuri incontri. "*Le celebrità non sono diverse dagli altri pazienti*", pensai tra me mentre stavo lasciando il suo ufficio.

*

Lo Staphylococcus aureus *è un batterio comune Gram-positivo che si trova sulla pelle e nella parte anteriore delle narici del naso. Fa parte della flora residente e non produce alcun danno. In alcuni individui, tuttavia, un'infezione da stafilococco può causare un'infezione della pelle che si manifesta con brufoli, bolle ed ascessi. Questi batteri esplicano la loro azione patogena rilasciando sostanze chimiche che sono tossiche per le cellule umane.*

Attraverso la resistenza batterica, la natura ha creato un meccanismo che consente ad alcuni batteri di sfuggire alla distruzione provocata dai farmaci creati dall'uomo. Nel corso degli anni, questi microrganismi hanno mutato in modo tale per cui i farmaci penicillina-simili, risultano, molto spesso, inefficaci. Se non vengono trattate precocemente ed efficacemente, le infezioni da Staphylococcus aureus resistente alla meticillina possono causare malattie importanti. Fortunatamente, oggi sono presenti antibiotici di nuova generazione che sono efficaci contro gli MRSA. Molti Stati, tra cui la California, richiedono la segnalazione delle infezioni da MRSA contratte in ospedale che si stima rappresentino circa l'85% di tutti i casi, e l'adeguato isolamento dei pazienti che sono infettati.

Connie non era l'unico conduttore di trasmissioni di giochi televisivi che avesse paura del contatto umano. L'avversione germofobica di Howie Mandel è ben raccontata nella sua autobiografia dal titolo "Ecco il punto: non toccarmi". In quest'opera, descrive il disturbo ossessivo cronico che lo induceva a lavarsi le mani più volte e a utilizzare disinfettanti per le mani quando un lavandino non era immediatamente disponibile. Da bambino, non si legava mai i lacci delle scarpe quando si slacciavano perché i lacci avevano toccato terra. In hotel, si portava una luce ultravioletta nel tentativo di eliminare i batteri. Era consapevole che la rimozione dei germi dal suo corpo con molta probabilità lo avrebbe reso più suscettibile alle infezioni rispetto al normale, come era avvenuto a Connie.

La trasmissione di MRSA attraverso il contatto con un tappeto erboso artificiale è già stata descritta in precedenza. I materiali utilizzati per produrre queste superfici di gioco sono noti mantenere la vitalità dei batteri e, di conseguenza, causare l'infezione in atleti ignari. Diversi membri della Tampa Bay Buccaneers, squadra professionistica di football americano, furono infettati da MRSA, probabilmente attraverso ferite *aperte create dalla superficie abrasiva dell'erba sintetica. La sanificazione dell'erba artificiale non viene ancora eseguita in modo regolare. Per fortuna, si sta assistendo alla progressiva sostituzione di questi campi con quelli in erba naturale perché questi ultimi sono più morbidi e sono associati a un minor numero di infortuni.*

Pare un'ironia della sorte il fatto che Connie avesse avuto sempre paura di una infezione da contatto umano e, nonostante le sue precauzioni, fosse stata inconsapevolmente infettata da un altro portiere che aveva giocato sul campo prima di lei lasciando i suoi fluidi corporei sul terreno di gioco.

Nè questa, nè quella

****

Una volta, uno sconosciuto fece questa domanda: "Perché accadono brutte cose a persone buone?". Questa domanda diviene fondamentale parlando di Martha Anderson. Si trattava di una donna molto gentile e ben voluta da tutte le persone che aveva incontrato, ma che ebbe una serie di disavventure cliniche che l'avrebbero tormentata per tutta la vita.

Tutto cominciò nel 1982 quando Martha andava al college. Era la miglior giocatrice della squadra di tennis della scuola. Iniziò a giocare all'età di 4 anni, sotto la guida di suo padre Richard, che era l'allenatore di tennis dei ragazzi di un liceo. Richard le insegnò a fare il rovescio a due mani perché non era abbastanza forte da impugnare la racchetta con una mano sola. Quando aveva 8 anni, suo padre la fece partecipare ai tornei locali. Nel giro di 3 anni, vinse i tornei junior, battendo sia le ragazze sia i ragazzi che erano un anno più vecchi di lei.. Sarebbe sicuramente diventata una tennista professionista, ma decide di giocare a tennis nel college.

I problemi clinici di Martha iniziarono il giorno in cui la sua scuola doveva giocare una partita contro la rivale, l'Università Statale. Stava viaggiando sul bus della squadra quando il conducente, con tutti i giocatori a bordo, entrò in autostrada a velocità troppo elevata. Il bus non riuscì ad immettersi nella corsia ed andò a urtare contro il guardrail. Nessuno dei sedili aveva le cinture, in quanto non erano utilizzate né obbligatorie a quei tempi. Quando accadde l'incidente, Martha era in piedi nel corridoio a parlare con il suo allenatore. Le ragazze e l'allenatore subirono un urto spaventoso e molti furono portati all'ospedale locale. Tra tutti fu Martha ad avere la peggio: venne scaraventata in avanti contro il parabrezza del bus e riportò una commozione cerebrale, la rottura della scapola destra ed emorragie interne. Fu sottoposta ad un intervento chirurgico di emergenza per sistemare la spalla e per fermare l'emorragia. L'intervento durò 5 ore. I chirurghi chiamarono il laboratorio e noi attivammo il protocollo "trasfusione massiva" prevedendo che sarebbero state necessarie molte unità di sangue per fermare le emorragie interne e rimpiazzare il sangue perso. Tutte le unità di sangue che Martha ricevette provenivano da donatori anonimi.

*

John Joseph per tutta la sua vita aveva sofferto a fasi alterne di depressione. Aveva avuto attacchi che erano durati anche per settimane, rendendogli difficile concentrarsi e mantenere un lavoro stabile. Quando perse il suo ultimo lavoro, fu sfrattato dall'appartamento in cui viveva, pagando un modico affitto, e divenne un senza tetto. Non molto tempo dopo, John cominciò ad abusare di cocaina ed eroina. Nella comunità in cui viveva la sua dipendenza, la condivisione di siringhe era una pratica comune. John faceva qualsiasi cosa per racimolare soldi, incluso lavare i piatti della gente del quartiere, riciclare le bottiglie e le lattine di alluminio abbandonate per riavere la cauzione e donare il sangue e lo sperma all'Università. John sapeva che sia la banca del sangue che quella dello sperma non lo avrebbero accettato come donatore se avessero saputo che era un senzatetto. Perciò, nei giorni programmati per la donazione cercava di rendersi presentabile: si faceva la doccia, tagliava la barba e indossava vestiti puliti ricevuti dal centro di accoglienza. Al momento della registrazione, aveva dato al personale della banca un indirizzo falso e aveva negato qualsiasi uso di droghe proibite.

Nel 1980, la banca del sangue esaminava il sangue donato per ricercare la presenza solamente di anticorpi contro l'epatite A e B. Era già noto che esistevano altre forme di epatite che causavano danni al fegato, ma il virus responsabile di queste infezioni non era stato ancora identificato né esisteva alcune test per rilevarne la presenza. Tuttavia, il laboratorio della banca del sangue ricercava nei campioni biologici del donatore un enzima del fegato chiamato "alanina aminotransferasi" o ALT. Elevati livelli di questo enzima nel sangue suggerivano che il donatore avrebbe potuto essere infetto e, pertanto, queste unità venivano scartate. Benché quest'esame evitasse la trasfusione di sangue infetto, questo "test surrogato" non era perfetto. Gli individui infetti possono ospitare il virus nel loro sangue senza alcun sintomo di malattia epatica per molte settimane, mesi e persino anni, con il rischio di trasmettere, in questo periodo di incubazione, la malattia ad altri.

Un giorno, mentre camminava verso la banca del sangue presso l'Ospedale Universitario, John si fermò a guardare la squadra di tennis femminile che si stava allenando sui campi di gioco accanto per preparare la partita contro l'Università Statale. Martha stava provando lo smash: colpì la pallina così forte da farla rimbalzare fuori dalla recinzione dopo aver toccato il campo di gioco. La pallina si fermò nei pressi di Joseph, che la raccolse e la gettò di nuovo in campo. Martha se ne accorse, e lo ringraziò prima di tornare ad allenarsi.

*

Per aiutare a riparare i tendini e le ossa danneggiate di Martha, furono inseriti nella spalla perni e piastre. Lei temeva che la sua carriera da tennista agonistica fosse finita. Il suo recupero richiese una settimana di ospedale e un mese di riabilitazione. Il suo medico le disse che l'infortunio alla spalla avrebbe fortemente compromesso la sua capacità di giocare a tennis, con gravi limitazioni soprattutto per il servizio e lo smash. Consapevole del fatto che non avrebbe più potuto giocare ad alti livelli, decise di cedere la sua borsa di studio ricevuta dall'Università per meriti sportivi ad un'altra ragazza meritevole.

Circa due mesi dopo l'infortunio, Martha iniziò ad accusare malessere, anoressia e debolezza, e andò, quindi, a trovare il Dr. Julius Stone, il suo medico di famiglia. Il Dr. Stone esaminò la cartella clinica di Martha e vide che durante l'intervento era stata sottoposta a diverse trasfusioni di sangue. Si fece subito un'idea di cosa fosse successo, e ordinò una serie di test di laboratorio per confermare il sospetto clinico. Quando i risultati dei test furono refertati, si sedette con Martha e suo padre Richard per esaminarli.

"Hai un aumento del livello di ALT e di altri enzimi del fegato", disse mentre leggeva i referti. "Anche la concentrazione sierica di bilirubina, che è un segno di ostruzione del fegato, è aumentata".

"Che cosa significano questi dati?", chiese Richard.

"Penso che Martha abbia contratto un'epatite", rispose il

Dr. Stone.

Richard aveva una certa conoscenza della malattia e chiese: "E' l'epatite A o l'epatite B ?". Sperava si trattasse del ceppo "A", poiché l'infezione provocata da questo virus è lieve, autolimitante, e raramente fatale, mentre l'epatite B può essere molto pericolosa. La risposta del Dr. Stone lasciò Richard perplesso.

"Non è né questa né quella", disse.

"Sta cercando di essere divertente?", chiese Richard, infastidito da quella che sembrava essere una risposta impertinente.

"Quello che intendevo dire è che noi sappiamo che cosa non è. Gli esami sono risultati negativi sia per l'epatite A che B; ciò nonostante sappiamo che si tratta di epatite, ma non siamo in grado di identificare quale ne sia il virus responsabile", disse il Dr. Stone.

Richard era confuso più che mai, ma prima che potesse porre un'altra domanda, il Dr. Stone continuò: "Sua figlia ha una malattia chiamata 'epatite non-A, non-B'". Il Dr. Stone continuò a spiegare che questa era un'infezione virale relativamente nuova. "Non sono ancora disponibili farmaci per il trattamento di questa forma di epatite. Al momento attuale, possiamo solo sperare che il virus vada via da solo".

Purtroppo questo non avvenne e Martha sviluppò un'epatite cronica. Nel 1989 gli scienziati scoprirono e isolarono il virus responsabile, per la stragrande maggioranza dei casi di epatite non-A, non-B, e il virus fu chiamato "epatite C". Il sangue di Martha fu riesaminato un paio di anni più tardi e fu confermato che si trattava di epatite C. Tuttavia, la conoscenza dell'agente eziologico non contribuì a migliorare le condizioni di

Martha e il virus continuò a danneggiare il suo fegato. Ci vollero molti anni prima che una duplice terapia a base d'interferone alfa e ribavirina fosse disponibile. A dieci anni di distanza dalla trasfusione di sangue, la malattia del fegato di Martha era giunta ad una fase avanzata; il Dr. Stone decise, pertanto, di inviare Martha a consulto da uno specialista. In anestesia locale, l'epatologo le inserì un lungo ago attraverso l'addome e rimosse un piccolo pezzo di fegato: la biopsia fu inviata al laboratorio di patologia. Dopo aver esaminato con cura il tessuto al microscopio, l'anatomopatologo scrisse nel suo referto: "presenza d'infiammazione mononucleare, fibrosi a ponte tra la vena porta e significativa necrosi epatica". Martha, all'età di 30 anni, soffriva di cirrosi epatica. Quando il Dr. Stone vide il referto, rimase alquanto sorpreso. Martha non beveva alcolici, non si drogava e non aveva altre condizioni di comorbidità quali diabete, co-infezione da epatite B o dal virus dell'immunodeficienza umana (HIV) che era stato appena scoperto.

Alcuni anni più tardi, la malattia di Martha progredì fino all'ultimo stadio, il carcinoma epatocellulare.

Questa forma di cancro è comune tra gli asiatici, mentre la sua frequenza nella popolazione americana è relativamente bassa. Gli esami del sangue mostravano una elevata concentrazione di un marcatore tumorale noto come alfa-fetoproteina, un test che era disponibile nel laboratorio da me diretto. Fu trattata con la chemioterapia che, però, non riuscì ad arrestare la crescita del tumore. L'intervento chirurgico di trapianto di fegato iniziò ad essere eseguito nei primi anni '90 e non era, quindi, ancora disponibile all'epoca della malattia di Martha. Una successiva biopsia epatica e la TAC rilevarono che la sua malattia era metastatica; il cancro si era diffuso ad altri organi e, pertanto, la sua rimozione non sarebbe stata efficace dal momento che il tumore aveva già intaccato altri organi. Non c'era niente che il suo oncologo potesse fare. Martha morì di cancro cirrosi un anno dopo, all'età di 33 anni.

*

Il Dr. Stone rimase sconvolto dalla morte di Martha. Certo, tutti i medici perdono alcuni pazienti; Martha però era una ragazza speciale e il Dr. Stone ne ammirava forza e determinazione. Nel corso della sua malattia, Martha rimase allegra e ottimista. Non si era mai chiesta perché avesse contratto la malattia e non aveva mai incolpato qualcuno. Durante il suo ultimo giorno di vita, attorniata da tutta la sua famiglia, morì serena non prima di aver ringraziato i suoi cari e il Signore per il loro amore e sostegno.

*

Una dozzina di anni più tardi, il Dr. Stone si ritirò in pensione. Stava eliminando le vecchie cartelle cliniche informatiche dei suoi pazienti e si imbatté nel file di Martha. L'epidemiologia dell'infezione da virus dell'epatite C era ormai ben nota e, così, prese i suoi appunti confrontando il caso di Martha con la letteratura. Mentre il 75% circa delle infezioni acute evolve in epatite cronica C, nei pazienti sotto i 25 anni l'incidenza di cronicità è più bassa. Gli uomini hanno un tasso di epatite cronica C più alto rispetto alle donne, e le popolazioni afro-americane e asiatiche sono a rischio più elevato rispetto ai caucasici, come Martha. Anche l'aumento del livello di bilirubina sierica di Martha, determinata nella fase acuta dell'infezione era atipico. Il paziente itterico, indicatore di un'elevata bilirubinemia, ha, di solito, una velocità di eliminazione del virus più rapida. L'infezione di Martha era evoluta in malattia cronica e questa fu la causa della sua morte.

*

Dall'altra parte della città, John Joseph continuò a vivere la sua vita priva di valori sociali. Anche lui venne ricoverato per infezione da epatite C che non si trasformò in malattia cronica. Conseguentemente all'uso continuato di droghe per via endovenosa, contrasse anche l'infezione da HIV, ma ebbe la fortuna che questo fosse avvenuto dopo che la terapia antiretrovirale era diventata disponibile. Il suo AIDS fu trattato con successo. Dopo che la banca del sangue iniziò lo screening anticorpale del sangue dei donatori sia per l'epatite C sia per l'HIV, John, che era positivo per entrambe le malattie, non poté più donare il sangue. John infettò molte donne attraverso rapporti sessuali non protetti. Anche la banca del seme smise di accettare le sue donazioni. Fino a quel momento, però, il suo seme era stato utilizzato per fecondare molte donne i cui mariti erano sterili ed impotenti. Per molti bambini era un padre sconosciuto. Oggi, John continua a vivere per strada chiedendo soldi per acquistare droga.

In risposta alla domanda iniziale del perché le cose brutte accadono alle persone buone, una risposta piuttosto insoddisfacente potrebbe essere: "Per bilanciare le cose buone che accadono alle persone cattive".

*

Circa il 3% del totale della popolazione mondiale è infettata dal virus dell'epatite C. A differenza dell'epatite B, non ci sono vaccini per l'epatite C, ed il motivo principale è la rapida mutazione del virus. L'incidenza d'infezione da epatite C è diminuita drasticamente negli Stati Uniti dal momento in cui, a partire dal 1992, le banche del sangue hanno iniziato a eseguire il test per il virus. Il crescente uso del preservativo durante il rapporto sessuale e la disponibilità di programmi di educazione sul rischio di scambio di siringhe fra tossicodipendenti che assumono droghe per via endovenosa hanno contribuito a diminuire il numero di infezioni. Oggi, la maggior parte degli individui che presenta l'infezione da epatite C è la generazione del baby boom, nata tra il 1945 e il 1965.

Ci sono stati numerosi progressi nella diagnosi e nella gestione dell'epatite C, ma nessuno di questi era disponibile all'epoca di Martha. Ci sono 6 genotipi noti e più di 50 sottotipi del virus. I test molecolari vengono utilizzati per determinare il genotipo virale in quanto le decisioni terapeutiche si basano, in parte, sul genotipo del virus. La diagnosi di laboratorio inizia con la rilevazione degli anticorpi anti-epatite C e, di seguito, i campioni positivi possono essere poi testati per determinare la carica virale del virus dell'epatite C. Questo è un metodo che misura il numero di particelle virali rilevate nel sangue. Il risultato della carica virale è utile per confermare la diagnosi, per valutare se e quanto il paziente possa essere infettivo e come misura della risposta terapeutica.

La somministrazione della terapia con interferone alfa e ribavirina, che negli ultimi anni è diventata il pilastro del trattamento dell'epatite C, può migliorare la qualità di vita dei pazienti fino ad arrivare alla completa eliminazione del virus. La maggior parte dei pazienti affetti da epatite C è trattata con questa combinazione di farmaci. Recentemente, è diventato disponibile un test genetico che permette di prevedere il successo della duplice terapia. I medici possono presumere chi avrà beneficio dall'utilizzo combinato dei due farmaci e chi, invece, avrà bisogno di un trattamento più aggressivo. Il trapianto di fegato diventa l'opzione estrema nel caso di fallimento della terapia *farmacologica. Basandosi sull'osservazione che la malattia di Matha è evoluta fino allo stadio finale, è ipotizzabile che lei avesse il genotipo che richiede le terapie più aggressive.*

In questi ultimi anni, nuovi farmaci antivirali sono stati approvati dalla Food and Drug Administration Il costo di queste nuove terapie ammonta a circa €75.000 per ogni paziente trattato. Tali farmaci, usati da soli o in combinazione con interferone e ribavirina, costituiscono una " triplice terapia " e si stanno dimostrando più efficaci per il trattamento delle infezioni da epatite C, ma sono più costosi e i pazienti possono soffrire di effetti collaterali più dannosi. Per gli individui con malattia avanzata, il trapianto di fegato diventa l'ultima opzione terapeutica. Attualmente, l'infezione da epatite C è la causa principale del trapianto di fegato, ma ai tempi di Martha, nei primi anni 1990, non era un'opzione percorribile. Queste operazioni non erano, infatti, così ampiamente diffuse o efficaci come i trapianti di rene.

Nel tentativo di sensibilizzare l'opinione pubblica e raccogliere fondi per la ricerca decine di personaggi celebri hanno confessato la loro infezione da epatite C. Tra queste ricordiamo gli attori Pamela Anderson, Jim Nabors e Ken Watanabe, e i cantanti Gregg Allman, Natalie Cole, e Naomi Judd. Mickey Mantle, giocatore di baseball dei New York Yankees, e Ken Kesey, autore di 'Qualcuno volò sul nido del cuculo', morirono di cancro al fegato causato da una infezione da epatite C.

Santa Merda

Gertrude aveva vissuto intensamente tutta la vita. Era intelligente, ambiziosa, e un po' inquieta. Lei e sua sorella Chase erano ancora bambine durante gli anni della Seconda Guerra Mondiale quando, a fine 1944, il loro padre morì durante la battaglia delle Ardenne. In realtà, nessuna delle due sorelle lo aveva veramente conosciuto. Fortunatamente, la famiglia era benestante e la mamma fu in grado di assicurare loro una vita dignitosa. Chase andò al college: il suo unico obiettivo era quello di trovare un marito ricco. Viveva in una comunità studentesca femminile. Proprio al college incontrò l'uomo dei suoi sogni, che lavorava come dirigente di una società di Wall Street. Si sposarono e andarono a vivere a Greenwich, nel Connecticut.

Gertrude entrò nello stesso college della sorella due anni più tardi, e si è impegnò nella stessa associazione studentesca femminile. Il suo obiettivo, però, era quello di fare carriera. Durante la fine degli anni '50, era estremamente difficile per le donne ottenere un'occupazione uguale a quella degli uomini. A quell'epoca, c'erano pochissimi dirigenti di sesso femminile e i professori di Gertrude al College le dissero di non porsi obiettivi troppo ambiziosi.

"Gertrude, sei più intelligente di qualsiasi altro mio studente di sesso maschile", le disse una volta un insegnante.

"Saresti il numero uno, se tu fossi un uomo. Però, vi sono ancora pregiudizi contro le donne in età fertile: ho visto molte delle mie ex-studentesse più promettenti rimanere incinte, appena iniziata la carriera in azienda. L'alta dirigenza non tollera, infatti, che i giovani emergenti siano disponibili sono per alcuni mesi. So che non è giusto, ma è così che funziona".

"E' una stronzata!", disse Gertrude al suo professore mentre lasciava il suo ufficio. "*Io sarò diversa*", giurò a se stessa.

Finito il college, Gertrude ottenne un lavoro presso la sede centrale di una catena di farmacie. Iniziò a lavorare nel reparto marketing partendo dal gradino più basso. Era l'unica donna in ufficio che non lavorasse come segretaria. Spesso i suoi colleghi le chiedevano di portare loro il caffè e, perfino, di andare in tintoria. Gertrude opponeva una blanda resistenza, ma faceva il suo lavoro. Era fiduciosa che alla fine si sarebbero accorti che era ben più di un galoppino.

Gertrude aveva deciso di mettere da parte, almeno temporaneamente, la sua vita privata dedicando tutto il suo tempo alla sua professione. Era sempre tra i primi che arrivavano al lavoro e, poiché la società aveva divisioni sulla West Coast, lavorava regolarmente fino a sera tarda per parlare con i colleghi che seguivano l'orario del Pacifico. Gertrude trascorse anche molti sabati in ufficio per cui non aveva certo tempo per trovare l'amore della sua vita. Non aveva nemmeno animali domestici, perché era raramente a casa. "*Non ho tempo per fare passeggiate con un cane o cambiare la lettiera del gatto*", era la sua giustificazione. La sua unica evasione sociale era andare a trovare Chase e la sua famiglia composta da tre bambini piccoli. Tuttavia, quando arrivava il momento di fare da babysitter, Gertrude si rifiuta

sempre. Il pensiero di cambiare i pannolini sporchi era un po'
troppo "casalingo" per i suoi gusti. *"Preferisco pagare qualcuno per
badare a questi bambini"*, pensava, ma questo non fu mai
necessario.

Il duro lavoro ripagò Gertrude. Lentamente scalò i ranghi
aziendali e, alla fine, divenne vice presidente della sua divisione,
anche se a scapito della sua vita privata. Gertrude stava
avvicinandosi ai cinquant'anni e non si era ancora sposata. Aveva
vissuto qualche avventura occasionale, ma per lei il lavoro veniva
sempre prima.

*

Nel frattempo, i figli di Chase erano entrati al college e,
poiché lei e suo marito soffrivano della sindrome del "nido
vuoto", vollero utilizzare questa opportunità per dedicarsi a
viaggiare all'estero. Questa situazione non durò, però, a lungo. La
madre di Chase e Gertrude cominciò a soffrire di demenza e
aveva bisogno di assistenza infermieristica; Gertrude voleva
ricoverarla in una casa di riposo.

"Lì avrà un'assistenza professionale", disse alla sorella ma
Chase si rifiutò di firmare i documenti.

"Mio marito ed io siamo d'accordo che lei vivrà con noi".
La madre visse ancora per qualche anno prima di morire a casa
loro.

*

Gertrude andò in pensione all'età di 65 anni. Si trasferì in
una comunità per anziani nel White Plains vicino ad uno dei
parchi pubblici della città. All'inizio, Gertrude entrò in crisi di
astinenza perché era drogata di lavoro ma poi trovò altre cose da
fare. Diventò attiva in politica venendo eletta nel consiglio

76

comunale della sua città. Affrontò numerose questioni, come i fondi per la biblioteca e la ristrutturazione dei parchi. Un problema, in particolare, occupò il suo tempo. Gertrude non poteva fare a meno di notare che molti residenti non pulivano gli escrementi lasciati dai loro cani. Pur essendoci un'ordinanza comunale contro questa pratica, era difficile farla rispettare perché i cani venivano portati in giro dopo il tramonto. "*Questi animali sono disgustosi*", pensò. Gertrude ottenne un finanziamento dal comune per recintare alcune aree dedicate a far passeggiare i cani. In un primo momento ci furono resistenze, perché questo spazio veniva tolto ai bambini. Durante il dibattito aperto su questo tema però, una delle mamme si lamentò del fatto che il suo bambino era caduto accidentalmente con la faccia sopra uno di questi accumuli di escrementi. Tutti rimasero disgustati immaginando la scena. Dopo questa storia, Gertrude non ebbe problemi a ottenere i voti necessari per far passare la proposta.

*

Pochi anni dopo, la salute di Gertrude cominciò lentamente a peggiorare. Passati i settanta anni, andò a vivere in una comunità per anziani nel nord della California per evitare gli inverni del nord-est. Faceva tutti i giorni delle passeggiate nel parco vicino a casa sua ed era entusiasta di poterlo fare anche in inverno. Nel guardare gli altri, si stupiva che nel parco molte persone indossassero cappotti invernali, sciarpe e cappelli di lana. "*Come fanno a pensare che sia freddo, quando fuori ci sono 10 gradi?*", era il suo pensiero. "*Non potrebbero mai sopravvivere a una tempesta del New England*". Durante un piovoso gennaio, però, Gertrude fece l'errore di non coprirsi bene. Prese una polmonite e fu ricoverata in ospedale per diversi giorni. Quando venne dimessa, le fu prescritta la clindamicina per via orale, un antibiotico ad ampio spettro. Né lei né il suo medico sapevano in quel momento che quel farmaco avrebbe potuto alterare la sua flora gastrointestinale.

Un paio di mesi più tardi, Gertrude scivolò e cadde mentre stava uscendo dalla vasca da bagno della propria casa. Si ruppe l'anca e fu necessario un intervento chirurgico di sostituzione. Le sue ossa erano state indebolite dall'artrite, così fu programmato un intervento di protesi d'anca totale. Le fu impiantata una protesi articolare di cobalto, metallo su metallo. Subito dopo l'operazione, Gertrude fu trasportata in sala post-operatoria. Una volta dimessa dall'ospedale, fu temporaneamente trasferita in una struttura di assistenza a causa della sua età avanzata. Gli ospiti del centro soffrivano delle più svariate patologie. Uno di loro, in particolare, aveva una diarrea acquosa e necessitava di assistenza giornaliera per essere ripulito. Felipe, uno degli assistenti assegnati a questo paziente, era attento nell'applicare le procedure per il controllo delle infezioni e si lavava accuratamente le mani tra un paziente e l'altro. Un giorno, tuttavia, a sua insaputa, un po' di diarrea sporcò il fondo del camice. Quando andò a visitare Gertrude, il camice contaminato sfregò contro il letto di Gertrude: la donna si ammalò e dovette essere ricoverata nuovamente in ospedale.

*

Nel laboratorio clinico, avevamo appena introdotto un nuovo test molecolare per la ricerca del *Clostridium difficile*, un batterio Gram-positivo a forma di bastoncello. Il *C. difficile* produce un'enterotossina e una citotossina che causano diarrea ed infiammazione nei pazienti infetti. La diagnosi di infezione da

C. *difficile* avviene tramite una coltura tossinogenica, per cui il microrganismo è isolato da una coprocoltura e testato per la produzione di tossine. E' un esame complesso che richiede 1-2 giorni per essere completato. E', tuttavia, considerato il gold standard, in quanto è difficile far crescere questi microrganismi con la tradizionale coprocoltura. Oltre a questo test, ne è disponibile uno che rileva la tossina. Sebbene questi test siano veloci, non riescono a accertare alcuni casi d'infezione da C. *difficile*. Il test molecolare, recente implementato, permette di rilevare specifiche sequenze di DNA all'interno del microorganismo ed è più sensibile per la diagnosi.

Un campione di feci di Gertrude fu inviato al laboratorio per essere esaminato. Prima che il risultato fosse disponibile, uno dei miei tecnici di microbiologia più esperti, Martha, fu messo alla prova. Avendo lavorato in questo settore per molti anni, si vantava con i suoi colleghi tecnici di poter rilevare l'odore caratteristico del C. *difficile* da un campione di feci. Quando si avvicinò al campione di Gertrude, disse che il paziente aveva sicuramente un'infezione da C. *difficile*. Nel giro di un ora il test molecolare fu completato. L'esame risultò fortemente positivo, a conferma dell'intuito di Martha. Nonostante la sua innata capacità diagnostica, dissi a Martha che non avevamo intenzione di usarla stabilmente per eseguire il test dell'odore per la ricerca del C. *difficile*, e lei si rassicurò immediatamente.

Gertrude fu ricoverata in un reparto di isolamento in cui venivano prese particolari precauzioni per ridurre al minimo la diffusione dell'infezione sia agli altri pazienti che agli operatori sanitari. Chiunque entrasse nella sua stanza doveva indossare un camice sterile, mascherina e guanti che venivano eliminati immediatamente dopo l'uscita dalla stanza. Gertrude fu trattata con diversi antibiotici, inclusi vancomicina e metronidazolo. Il laboratorio di chimica clinica da me diretto misurava la concentrazione di vancomicina nel sangue di Gertrude ad intervalli regolari per verificare se lei assumesse la dose corretta. I suoi livelli ematici erano all'interno dell'intervallo terapeutico stabilito. Nessuno degli antibiotici utilizzati per trattare l'infezione di Gertrude risultava, però, efficace e lei continuava ad avere recidive dell'infezione. Il Dr. Burlingame, uno specialista in malattie infettive, fu chiamato a consulto.

"Nessuno dei farmaci che abbiamo provato ha avuto successo nel trattare l'infezione", disse il Dr. Burlingame.

"Allora, adesso cosa si fa?", chiese la donna.

"Potremmo provare il trapianto di microbiota fecale", disse il Dottore.

Gertrude, pur essendo abbastanza informata circa i progressi della medicina, non aveva capito che cosa intendesse il Dr. Burlingame. "Ha detto trapianto fetale? Significa trattamento con le cellule staminali?", fu la sua domanda. Gertrude sapeva che le cellule staminali sono cellule indifferenziate derivate da tessuti embrionali. Esse sono state sperimentate per trattare una grande varietà di malattie, tra cui il morbo di Alzheimer e quello di Parkinson. "*Ho una di queste malattie?*", pensò ipotizzando scenari molto gravi.

"No, ho detto fecale, non fetale. Noi vogliamo fare un trapianto di feci", rispose il Dr. Burlingame.

"Vorrei che mi spiegasse meglio ciò che mi sta proponendo", disse Gertrude.

"Dalla sua cartella clinica, abbiamo visto che lei è stata

recentemente trattata con un antibiotico ad ampio spettro durante il ricovero per la polmonite. Questo da un lato ha guarito la malattia, ma dall'altro ha sterilizzato la normale flora gastrointestinale. Mentre era ricoverata nella struttura di assistenza, in qualche modo è stata infettata con il *C. difficile*, probabilmente da un altro ospite. Gli ospedali e le strutture di assistenza sono le principali fonti di trasmissione. Il trapianto di microbiota è una procedura che serve a ripristinare la flora del colon infondendo le feci di un normale donatore sano".

"Volete mettere la 'cacca' di qualcun altro nel mio corpo?", Gertrude non riusciva a credere a quello che stava sentendo.

"In sostanza, sì", disse il Dr. Burlingame come se fosse una cosa scontata. Conosceva bene sia la procedura che la reazione dei pazienti quando venivano informati su quest'opzione terapeutica.

Gertrude rimase immobile per qualche istante a pensare a quello che aveva detto il Dr. Burlingame. "Non so se sono d'accordo", fu la sua risposta al medico.

"Si sta comportando come una bambina!", affermò il Dr. Burlingame con piglio severo nella speranza di generare una risposta positiva. "Questa è un'infezione pericolosa per la vita. Migliaia di persone muoiono ogni anno in America a causa di questa patologia. Lei è stata infettata da un ceppo particolarmente virulento e dovrebbe considerarsi fortunata di avere accesso a questa procedura all'avanguardia; credo che questa sia l'ultima possibilità di guarire che le rimanga", disse il Dottore.

"Ho 75 anni, il mio corpo sta cedendo, non ho famiglia, non ho figli. Non mi restano molte cose da realizzare", rispose l'anziana donna. "Non ho bisogno di passare alla storia della medicina".

"Non ha una sorella, nipotini e nipotine? Ne parli con loro".

Dopo che Dr. Burlingame ebbe lasciato la stanza, Gertrude iniziò a piangere. Aveva sempre saputo mantenere i nervi saldi in tutte le situazioni, ma adesso non si sentiva sicura della decisione da prendere, anche se alcune affermazioni del Dr. Burlingame le sembrava avessero un senso. Chase venne a sapere da Gertrude l'intervento che il medico avrebbe voluto eseguire. Quando Gertrude disse alla sorella che non aveva intenzione di sottoporsi alla procedura proposta, Chase prese un aereo per andarla a trovare.

"Hai sempre avuto un'ostinata idiosincrasia per la 'cacca'". Chase sapeva che sua sorella non aveva mai cambiato un pannolino ai suoi figli o a sua madre quando era incontinente. Chase, invece, era veterana del cambio di pannolino, avendo praticato questa attività sui suoi figli e sui suoi nipotini per oltre 50 anni. "Non c'è nulla di disgustoso in queste operazioni".

Nonostante i suoi sforzi, Chase non riuscì, tuttavia, a convincere Gertrude a procedere con il trapianto fecale. La donna si offrì volontariamente di essere testata come donatore del trapianto di feci. Gertrude decise di rimanere sotto terapia antibiotica, ma la sua salute peggiorò rapidamente. Morì pochi giorni dopo e venne sepolta accanto a sua madre.

*

La maggior parte delle persone ha una visione negativa della microbiologia. Se è vero che molti microrganismi sono altamente tossici, è anche vero l'esistenza dell'uomo sarebbe davvero difficile senza la loro presenza. Gli scienziati hanno accertato che il numero di cellule microbiche del nostro organismo è 10 volte superiore di quello delle stesse cellule umane. Essi sono, inoltre, convinti che i geni associati con i microorganismi possono essere 100 volte più numerosi dei geni presenti negli esseri umani. La colonizzazione dei batteri inizia poco dopo la nascita. Con l'età adulta, i batteri sono molto diffusi nella nostra pelle, all'interno della cavità orale, della congiuntiva, del tratto gastrointestinale e di quello urogenitale. Un ruolo importante degli organismi batterici presenti nell'uomo è la protezione contro la colonizzazione da parte di microbi estranei e potenzialmente patogeni.

I microrganismi possono anche essere di aiuto nella digestione, nella nutrizione attraverso la produzione di vitamine essenziali, e nell'attivazione del sistema immunitario. Il National Institute of Health ha avviato uno studio multicentrico nel 2008 per caratterizzare il microbioma umano in oltre 250 individui sani. Fino ad oggi, i ricercatori hanno identificato e catalogato oltre 10.000 specie microbiche presenti in 15 - 18 siti chiave del corpo. Questo lavoro è la prosecuzione del Progetto Genoma Umano, completato nel 2003, grazie al quale è stata mappata l'intera sequenza genomica di un individuo.

Il trapianto di microbiota fecale prevede l'identificazione di un donatore sano che sia negativo ai test per una vasta gamma di infezioni batteriche e parassitarie. Il campione fecale viene estratto con una soluzione salina, filtrato, e somministrato al paziente infetto attraverso un clistere o un sondino nasogastrico. La maggior parte dei pazienti con infezione da C. Difficile migliora o recupera dopo un singolo trattamento. Se un individuo è considerato ad alto rischio per l'infezione da C. Difficile, un campione di feci autologo può essere prelevato dal donatore e conservato per un uso futuro su se stesso o se stessa. Questo approccio, sebbene più interessante dal punto di vista fisiologico, può essere meno efficace, in quanto proprio la flora originaria potrebbe aver predisposto il paziente all'infezione. Il trapianto può avvenire anche attraverso l'assunzione di una pillola contenente feci umane processate. Se non si pensa a ciò che essa contiene, potrebbe essere più facile da somministrare di un clistere.

Negli ultimi anni, il riconoscimento del ruolo che i batteri hanno sulla salute umana si è fatto strada nell'industria alimentare. Molte aziende offrono yogurt, integratori alimentari e altri prodotti che contengono le culture attive, e pubblicizzano il ruolo che i probiotici potrebbero avere nella prevenzione delle infezioni e delle recidive. Se questo ridurrà o no l'incidenza di C. difficile e di altre infezioni gastrointestinali, resta da vedere.

Per me o per ogni persona che abbia ricevuto una buona istruzione nelle scienze e in medicina, il trapianto fecale ha un razionale. Ma per altri, questa soluzione potrebbe cozzare contro la fede religiosa ed è ben noto che esistono movimenti religiosi che si oppongono alla trasfusione di sangue. Non è altrettanto noto se esistano gruppi religiosi che si oppongono al trapianto fecale.

Microbi nello spazio

Quando, agli inizi della mia carriera, ho lavorato a Houston nel Texas come ricercatore universitario, ho avuto un'opportunità pressoché unica: interagire con gli astronauti e gli scienziati del Johnson Space Center, conosciuto con l'acronimo "JSC". Uno dei miei compiti era valutare un prototipo di attrezzatura per analisi di laboratorio clinico utilizzabile nello spazio, ossia in un ambiente a bassa gravità.

Gli astronauti e gli scienziati vivono e si addestrano a Clear Lake Texas, un sobborgo a sud est di Houston. Una sera, mia moglie ed io uscimmo a cena con un astronauta e sua moglie, poco dopo l'incidente dello *Space ShuttleChallenger* nel 1986. A quel tempo, la NASA aveva sospeso le operazioni di volo del programma Shuttle, fino a quando non fosse stata completata un'approfondita analisi delle cause e fossero state attuate adeguate misure correttive per la sicurezza.

"Dr. Story Musgrave, pensi di voler tornare a volare nello spazio quando riapriranno il programma?", chiesi al mio ospite. Il Dr. Musgrave faceva parte dell'equipaggio che aveva effettuato il volo inaugurale del Challeger, ed il suo secondo volo su quella navetta ebbe luogo appena 6 mesi prima del disastro. "Non ho alcun dubbio né preoccupazione. I migliori cervelli al mondo stanno lavorando per sistemare la situazione. Torneremo a viaggiare e andrà meglio che mai. I miei colleghi astronauti ed io non vediamo l'ora di tornare nello spazio. E' stato un onore e un privilegio servire la NASA e il nostro paese, e continuerò a farlo quando sarò chiamato".

Un brivido mi corse lungo la schiena, allora come oggi. Questi uomini e donne coraggiosi hanno davvero "un qualcosa in più". Fedele alla sua parola, il Dr. Musgrave continuò a volare altre quattro volte su Discovery, Atlantis, Endeavoure e Columbia. Il suo ultimo volo avvenne nel 1996 e durò 17 giorni.

Come il Dr. Musgrave, anche gli scienziati che partecipano al programma spaziale sono professionisti altamente competenti con diverse specializzazioni in settori quali l'astrofisica, l'ingegneria e la medicina. I medici presso il Centro Spaziale conducono studi sugli effetti fisiologici della microgravità. Subito dopo il decollo, gli astronauti sperimentano una redistribuzione dei fluidi corporei verso la testa. L'esposizione prolungata provoca "l'osteoporosi spaziale", una perdita di calcio dalle ossa portanti del corpo, così come anche altri cambiamenti ormonali associati allo stress della missione.

Gli astronauti sono sottoposti a visita medica prima, durante e dopo le missioni. Oltre a esami fisici e psichiatrici, la JSC fornisce un servizio completo di laboratorio clinico dove sangue, urine e fluidi corporei degli astronauti sono prelevati a cadenza regolare ed esaminati per la ricerca di alterazioni dello stato di salute. Anche se la JSC Medical Clinic si occupa di pazienti ambulatoriali, i medici hanno un bel daffare nel corso di ciascuna missione, in particolare....

*

Addison Wentworth scoprì presto quello che avrebbe fatto per una vita. Tutto cominciò a una grigliata organizzata durante il Boy Scout Camp. Addison mangiò del pollo poco cotto che era stato contaminato con la *Salmonella*. Durante la notte, Addison si svegliò e stette tremendamente male con dolori gastrointestinali e diarrea. Fece frequenti andirivieni al gabinetto del campo. Il responsabile del campo gli disse di bere molti liquidi per evitare la disidratazione. Sperava, così, che l'intossicazione alimentare del ragazzo si risolvesse entro la mattina. Dato che i sintomi di Addison persistevano, fu chiamata un'ambulanza. Il ragazzo fu portato all'ospedale più vicino dove venne trattato con antibiotici e consegnato ai genitori il giorno seguente.

Nel corso degli anni successivi, Addison iniziò a interessarsi di microbiologia medica a causa della malattia che aveva avuto da ragazzo. All'ultimo anno di liceo, lui e il suo insegnante di scienze, il signor Russell, presentarono un progetto di ricerca da condurre a bordo della navetta spaziale della NASA. Questo faceva parte di un concorso nazionale tra gli studenti di scienze delle scuole superiori. Addison lesse che gli scienziati avevano scoperto che i batteri, in condizioni simulate di mancanza di gravità, erano più virulenti. Addison si pose la domanda: *"Se i batteri sono più resistenti nello spazio, anche gli antibiotici saranno meno efficaci nello stesso ambiente?"*.

L'insegnante di Addison, un ex tecnico, spiegò al suo studente il metodo di Kirby-Bauer, un test di suscettibilità agli antibiotici. "Una capsula di Petri viene inoculata con determinati batteri. Alcuni dischetti di carta imbevuti di antibiotici sono, poi, depositati sulla superficie dell'agar. Se i batteri sono sensibili a un particolare antibiotico, non ci sarà alcuna crescita batterica attorno ai dischetti. Se i batteri risultano essere resistenti, comparirà un alone torbido che sta ad indicare una crescita attorno al dischetto", disse Russell.

Il progetto scientifico di Addison fu selezionato tra le decine di migliaia presentati alla NASA. Il suo studio fu portato ed eseguito a bordo della Stazione Spaziale Internazionale. Addison e il signor Russell guardarono, in una trasmissione a circuito chiuso, il lavoro mentre veniva svolto all'interno della Stazione. Dopo che gli astronauti atterrarono, Addison, la sua famiglia e il signor Russell furono portati a Houston, dove furono rivelati i risultati del loro studio. Il Capo dei Microbiologi della NASA incontrò lo studente e l'insegnante in una conferenza stampa.

"Queste sono le foto delle piastre con il test di Kirby-Bauer, per i batteri *Stafilococcus*, realizzate nel nostro laboratorio sulla terra. Ecco, invece, cosa succede quando questi stessi batteri sono coltivati nello spazio. Come si può vedere, ci sono aree più torbide attorno ai dischetti di Kirby-Bauer, quando lo studio è condotto in microgravità, rispetto allo stesso studio condotto sulla terra. Ragazzo, avevi ragione, i microbi sono più virulenti quando sono coltivati nello spazio". Lo scienziato stava guardando direttamente verso Addison, che era entusiasta della riuscita del suo esperimento. Dopo l'annuncio, i giornalisti si radunarono intorno ad Addison per porgli alcune domande. La notizia del suo esperimento con la NASA ebbe un risalto nazionale. Andò a Washington DC e ricevette un premio dal National Institute of Health. Quando tornò a casa, era la stella della sua classe del liceo.

Nello stesso anno, Addison si aggiudicò una borsa di

studio nazionale per merito e, l'autunno seguente, iniziò a frequentare il college. Dopo aver conseguito la laurea in biologia, Addison frequentò la scuola di specializzazione ottenendo il dottorato in batteriologia. Dopo due anni di una borsa di studio post-dottorato, il Dr. Allison Wentworth diventò Professore Associato presso la California State University.

Addison continuò la collaborazione con la NASA che aveva iniziato quando era ancora un adolescente. Nel giro di pochi anni, lui e i suoi colleghi giunsero alla conclusione che l'ambiente di microgravità produce batteri che si comportano in modo simile a quelli che si trovano nel loro ambiente naturale all'interno dell'intestino. Fu tra i primi a comprendere che questa scoperta sarebbe stata utile per lo sviluppo di nuovi vaccini. Finanziato da sovvenzioni della NASA, condusse una serie di studi preliminari per dimostrarne la fattibilità. Ben presto, sarebbe stato pronto per testare le sue teorie nello spazio.

*

Duncan Myers era il più giovane di 7 fratelli. A casa, aveva dovuto condividere la stanza con altri due fratelli ed era sempre vivace e irrequieto. I suoi genitori lo consideravano un "essere anti-claustrofobico" perché amava vivere in spazi ristretti ed angusti. Quando giocava a nascondino con i suoi fratelli maggiori, nella loro grande e vecchia casa, trovava i posti più impensabili per nascondersi. Una volta Duncan rimase rintanato nel suo nascondiglio per oltre un'ora dopo che il gioco era terminato. Gli piaceva starsene in un posto tranquillo tutto per sé. Uscì dal nascondiglio solo quando sua madre gridò che era ora di cena. Duncan trascorse molte notti accampato da solo in una piccola tenda canadese nel cortile. A volte, per sicurezza, teneva con sé

Mindy, il labrador nero di famiglia. Non fu, pertanto, una sorpresa per suoi genitori quando Duncan, ancora adolescente, annunciò che voleva diventare un astronauta. I suoi fratelli più grandi iniziarono a prenderlo in giro.

"Certo, io invece ho intenzione di giocare per i Chicago Bulls", disse uno di loro.

"Non li ascoltare tesoro", disse la madre a Duncan. "Puoi fare quello che vuoi." Lei lo immaginava già solo su una stazione spaziale in orbita attorno alla Terra.

Duncan si distinse al college e durante la specializzazione, conseguendo il dottorato in Astrogeologia. Ottenne un lavoro presso il Johnson Space Center come ricercatore. Lì fece amicizia con molti degli astronauti che lo incoraggiarono a seguire il sogno che aveva fin da ragazzo. Anche se Duncan godeva di una ottima salute fisica e mentale, assunse ugualmente un personal trainer per migliorare la sua condizione fisica. Gli fu concesso di sottoporsi a una serie di test ed a un colloquio: fece particolarmente bene nei test psicoattitudinali, perché era equilibrato, sapeva ciò che voleva, ed apprezzava l'idea di lavorare e vivere in spazi ristretti lontano dal resto del genere umano. Sebbene fosse timido di natura, essendo l'ultimo figlio di una famiglia numerosa, era abituato a difendersi da solo e ad alzare la voce solo se e quando necessario. La sua capacità di farsi ascoltare dalle persone rappresentava una caratteristica importante per un astronauta, in quanto avrebbe dovuto comunicare con la gente. Anche la competenza di Duncan in geologia era particolarmente importante.

Dopo due mesi di colloqui e test, Duncan fu selezionato per entrare a far parte del gruppo di nuovi astronauti della NASA.

Il Dr. Duncan Myers e gli altri nuovi membri dell'equipaggio furono presentati in una conferenza stampa ad un piccolo gruppo di giornalisti di Houston. Era una situazione molto diversa da quella del 1959, quando i primi astronauti del Mercury 7 furono presentati alla nazione alla presenza di centinaia di rappresentanti dei media nazionali ed internazionali che si occupavano dell'evento.

Duncan trascorse i successivi 3 anni addestrandosi sui diversi protocolli della NASA per il volo spaziale. In caso di emergenza, doveva avere familiarità con tutte le operazioni. Passò un numero incredibile di ore ad effettuare simulazioni meccaniche o al computer. Partecipò a numerosi corsi in una grande varietà di settori, tra cui fisica, ingegneria, matematica, informatica, medicina e ingegneria biomedica. Fu designato specialista della strumentazione di bordo e fu addestrato ad eseguire indagini scientifiche. Per un lungo periodo di tempo, prima di essere scelto per partecipare ad una missione, Duncan dovette mantenere la sua condizione fisica e mentale: mangiò correttamente, si esercitò con regolarità, e frequentò le sessioni di psicologia. Non tutti sono adatti a rimanere confinati in un veicolo spaziale per un periodo prolungato di tempo. Quando finalmente fu scelto per una missione, il suo sogno d'infanzia si avverò.

Il Dr. Duncan Myers fu incaricato di lavorare con il Dr. Addison Wentworth sul progetto di quest'ultimo di un vaccino per la *Salmonella*. Duncan trascorse due mesi nel laboratorio di Addison per imparare le tecniche che avrebbe dovuto eseguire nella Stazione Spaziale. Entrambi gli uomini avevano circa la stessa età, entrambi erano sposati, e ognuno aveva a casa una

92

figlia: divennero ben presto buoni amici. Quando Addison e la sua famiglia visitarono il Johnson Space Center qualche mese dopo, furono ospiti a casa di Duncan. Nel corso della cena, i due uomini spiegarono la missione alle loro mogli, Diane Wentworth ed Elena Myers, e alle loro figlie.

"L'ambiente di microgravità dello spazio simula il movimento naturale dei batteri mentre si trovano nel nostro tratto digerente", disse Addison.

"La NASA è particolarmente interessata alla realizzazione di questo studio in quanto, in assenza di gravità, i batteri si distribuiscono in modo uniforme attraverso l'aria della stazione spaziale", commentò Duncan.

Addison poi precisò: "Studiare la *Salmonella* è un buon punto di partenza, perché le infezioni derivano generalmente da contaminazione degli alimenti e non si diffondono attraverso nebulizzazione".

La figlia di Duncan, che aveva 11 anni, stava ascoltando attentamente: "Io non voglio che il mio papà si ammali nello spazio".

"Non lascerò che questo accada, tesoro", disse Duncan. Poi, rivolgendosi alla moglie, disse: "Lavorerò dietro uno schermo ed effettuerò gli studi usando una cappa e protezioni personali, compresi i guanti: non sarò esposto direttamente ai batteri".

*

Dopo mesi di pianificazione e innumerevoli ore di simulazioni, finalmente per Duncan Myers e gli altri quattro astronauti arrivò il giorno della partenza della missione. Addison e la sua famiglia si misero d'accordo con la famiglia di Duncan e volarono tutti assieme a Cape Canaveral per assistere all'evento.

Erano tutti molto preoccupati: benchè la NASA avesse un ottimo livello di sicurezza, era sempre una procedura rischiosa inviare uomini e donne nello spazio. Il decollo è una delle fasi più pericolose della missione. Quando il razzo contenente lo Space Shuttle fu lanciato, ci fu un forte applauso degli spettatori che erano venuti a testimoniare l'evento. Helena era così nervosa che non riusciva a stare in piedi e pianse alla vista del marito che lasciava la terra. In preparazione di questa giornata memorabile aveva frequentato sessioni formative per le mogli degli astronauti, ma fu, lo stesso, sopraffatta dall'emozione.

Anche Addison era preoccupato per il suo amico e collega. "*Buona fortuna, Duncan Myers*", sussurrò a se stesso.

Le prime 24 ore di volo furono sgradevoli per Duncan Myers. Manifestò i sintomi della cinetosi con una terribile nausea; soffrì anche di mal di testa conseguente alla ridistribuzione dei liquidi dalle gambe al collo a causa della microgravità. Gli astronauti a bordo della navetta che avevano già effettuato precedenti viaggi nello spazio, lo tranquillizzarono spiegandogli che era un fatto naturale. Tutti avevano avuto problemi simili durante il loro primo volo. Quando si agganciarono alla stazione spaziale e sbarcarono dallo Shuttle, i sintomi di Duncan iniziarono a diminuire. Il giorno dopo, Duncan fu in grado di svolgere tutte le faccende quotidiane e il lavoro nello spazio. C'era una routine che doveva essere seguita per mangiare, dormire, lavorare, tenersi in esercizio, avere tempo libero, e prendersi delle pause per andare in bagno. Era stato accuratamente addestrato per tutte queste attività.

Il quarto giorno della missione era stato programmato di eseguire gli studi progettati dal Dr. Addison Wentworth. La stazione spaziale aveva attrezzature di bio-contenimento sufficienti per gestire gli agenti patogeni di livello 2, inclusi batteri e virus che sono moderatamente pericolosi per l'uomo quali l'epatite A, B, C, il morbillo, l'influenza A, la parotite, e la *Salmonella*. Duncan prese le fiale sigillate contenenti i batteri di *Salmonella* vivi e le mise sotto la cappa di biosicurezza. Dopo aver sigillato la cappa, inserì le mani nei guanti della cappa e, con attenzione, aprì la fiala. Nessun altro era presente nel laboratorio in cui veniva eseguito questo esperimento. Il laboratorio di ricerca era stato sigillato dagli altri astronauti. Duncan stava inoculando alcuni dei batteri nei terreni di coltura. Parte dei batteri rilasciati dalla fiala si distribuirono all'interno dell'aria della cappa. In quel momento Duncan sentì una scossa: la stazione spaziale era stata colpita da un piccolo meteorite. Duncan non si accorse che un piccolo pezzo di plastica si era staccato dalla piattaforma degli strumenti vicini. Era un oggetto metallico tagliente che fece un buco nel collettore della cappa a guanti. L'aria lentamente filtrò fuori dalla cappa all'interno del laboratorio di ricerca. Duncan non si rese conto che si stava esponendo a vapori gassosi contenenti *Salmonella*! Continuò a lavorare per qualche ora fino a quando non completò tutte le attività previste. Al termine, iniziò la procedura di decontaminazione per consentire che la cappa a guanti potesse essere utilizzata per il successivo esperimento. Soddisfatto perché aveva concluso tutto il lavoro previsto per quel giorno, si diresse verso la cucina per cenare. Si ritirò, poi, nel suo letto in posizione verticale.

Il giorno dopo, Duncan si ammalò a causa dell'intossicazione da *Salmonella*. Aveva la diarrea e trascorse la maggior parte della mattinata sul water spaziale. Avere scariche di diarrea, nei primi giorni del programma spaziale, richiede una notevole abilità, addestramento e agilità. Il moderno gabinetto spaziale è ben progettato e incredibilmente igienico anche per chi soffre di dissenteria. Il Controllo Missione di Houston sospettò immediatamente che Duncan fosse stato esposto per qualche ragione particolare ai ceppi di *Salmonella* con cui stava lavorando.

Controllo Missione: "Normalmente, la *Salmonella* non si trasmette attraverso l'aria. Tuttavia, nell'ambiente chiuso della Stazione Spaziale, dato che i batteri potrebbero essere più virulenti in condizioni di microgravità, possiamo ipotizzare tu sia stato infettato attraverso questo meccanismo. Abbiamo chiesto al Dr. Carter di farti un esame colturale del sangue e delle feci". Il Dr. Carter era il medico a bordo del volo responsabile della salute dell'equipaggio durante la missione. "Se risulterai positivo, a bordo ci sono degli antibiotici che dovrai assumere immediatamente, e dovremo metterti in quarantena per tutelare gli altri astronauti. Sfortunatamente, non abbiamo un mezzo per evacuarti subito. Lo Space Shuttle non è più agganciato alla Stazione ed è tornato sulla terra. Speriamo che tu possa recuperare e riprendere le tue mansioni". Dr. Myers: "In ogni caso, non ho nessuna intenzione di tornare a casa: ho investito tutta la mia vita per arrivare qui".

Controllo Missione: "Ricevuto".

Purtroppo, l'infezione di Duncan non si risolse nel corso dei giorni successivi. Era stato infettato da una variante genetica resistente agli antibiotici abituali che erano disponibili a bordo della Stazione Spaziale. Il Controllo Missione non aveva altra scelta che inviare lo Shuttle per effettuare un'evacuazione di emergenza, ma ci volle una settimana per organizzare il volo.

Quando Duncan tornò sulla terra, la sua malattia era ormai progredita, e lui si trovava in condizioni critiche. I medici della NASA lo trattarono con svariati tipi di antibiotici, ma senza successo. Duncan fu la prima vittima causata da un'infezione acquisita nello spazio. Il suo nome è ricordato assieme a quello degli altri astronauti che sono morti in missione, tra i quali i più noti sono Gus Grissom morto a bordo dell'*Apollo 1*, Christa McAulliffe a bordo dello *Challenger*, e Rick Husband a bordo del *Columbia*.

*

La Salmonella *è un batterio Gram-negativo a forma di bastoncello. Ogni anno negli Stati Uniti sono documentati oltre 1,2 milioni di infezioni da quest'agente batterico, con più di 23.000 ricoveri e 450 decessi segnalati ogni anno. Ci si può infettare mangiando la carne e le uova contaminate con i batteri se non sono state cucinate per un tempo ed una temperatura adeguate. La forma "tifoide" della* Salmonella *produce la febbre tifoide. Ci sono circa 16 milioni di persone in tutto il mondo infettate ogni anno con un tasso di mortalità del 5%. Un'infezione da* Salmonella *può essere diagnosticata attraverso l'esame colturale del sangue o delle feci. Per la diagnosi e l'identificazione dei sottotipi possono essere utilizzate anche tecniche di molecolari.*

Nella realtà, non ci sono state vittime dello spazio causate dall'esposizione ad agenti microbici né nei programmi spaziali degli Stati Uniti né in quelli sovietici, e Duncan Myers è un personaggio di fantasia. Gli unici agenti biologici consentiti a bordo della Stazione Spaziale Internazionale sono quelli che rientrano nei livelli di Biosicurezza 1 e 2. Agenti come la Yersinia pestis *(batterio che causa la peste), il* Mycobacterium tuberculosis, *e la SARS rientrano nel livello 3, mentre il virus Ebola viene catalogato nel livello 4. La Stazione spaziale* non ha a bordo strutture di biosicurezza di livello tale da poter gestire questi agenti infettivi, e le indagini che utilizzano questo tipo di batteri non sono attualmente permesse. Negli Stati Uniti ci sono solo alcuni laboratori con livello di biosicurezza 4 (utilizzati nelle recenti epidemia da virus Ebola).

Le ricerche condotte nella Stazione Spaziale Internazionale hanno giocato un ruolo importante nello sviluppo dei moderni vaccini contro la Salmonella, lo Streptococcus, e altri agenti infettivi. Questi studi hanno identificato componenti chiave ritenute responsabili delle malattie umane ed hanno portato a sviluppare vaccini potenzialmente utili. In particolare, è attualmente in sperimentazione clinica un vaccino diretto contro lo Streptococcus pneumoniae.

La NASA ha proposto la creazione di un veicolo per il rientro dell'equipaggio da utilizzare, in caso di emergenza, per gli astronauti che vivono a bordo della Stazione Spaziale Internazionale. Sono state avanzate diverse proposte e sono stati costruiti diversi prototipi volanti. Nessuno di questi prototipi, però, è stato finora inviato nello spazio. Purtroppo il programma non è mai stato finanziato e un veicolo di soccorso non è attualmente disponibile e non sarebbe stato disponibile, quindi, nemmeno per Duncan Myers.

Il mio coinvolgimento con la NASA si è concluso quando ho lasciato la Scuola di Medicina di Houston, nel Texas. Recentemente, mi sono trovato nella posizione non invidiabile di dover tenere una conferenza a una cena dopo Mark Kelly, un ex astronauta della NASA. Kelly ha parlato delle sue missioni di combattimento nel Desert Storm, delle sue quattro missioni con lo Space Shuttle, e l'orribile attentato contro sua moglie, Gabrielle Giffords, ex deputata dell'Arizona. Dopo il suo discorso, dovetti riportare il pubblico di esperti di medicina di laboratorio di nuovo sulla terra con una relazione sui marcatori cardiaci.

Microbi nello spazio

Follia Felina

Felicia era cresciuta in una piccola fattoria nella California centrale. Dal momento che la loro tenuta si sviluppava su un terreno collinare, suo padre aveva deciso di allevare bestiame; la madre di Felicia, invece, si prendeva cura del grande orto.

"Le nostre verdure crescono quasi da sole", diceva sua madre a Felicia e alle sue sorelle maggiori. "Viviamo in uno dei luoghi più fertili della terra. Il tempo è buono e il sole non manca mai". Era tutto vero: la California produce quasi la metà di frutta, noci e verdure di tutta l'America. Una delle incombenze giornaliere di Felicia era occuparsi dell'orto e, mentre le sorelle odiavano togliere le erbacce infestanti, Felicia amava lavorare la terra a mani nude.

Nella loro fattoria vivevano molti animali domestici, inclusi gatti di tutte le specie e dimensioni che suo padre amava accogliere per limitare il numero dei roditori. Alcuni di questi gatti vivevano all'aperto, molti altri non uscivano mai da casa. Felicia amava i suoi mici: lei non andava ancora a scuola, mentre le sue sorelle frequentavano già il liceo. Quando le ragazze più grandi cominciarono a uscire, Felicia rimaneva spesso sola a giocare con i suoi amici felini. Poteva mai immaginare che i suoi amati animali domestici sarebbero stati la causa della sua malattia?

*

Felicia si iscrisse al college per ottenere l'abilitazione a fare l'agente immobiliare. Andò a lavorare in una piccola città non lontano dalla fattoria della sua famiglia ed affittò una casa in periferia. Lavorare come agente immobiliare le assicurava alcuni vantaggi: la casa in affitto aveva un bel giardino ed era poco costosa. L'aveva scelta con cura nella lista di appartamenti liberi, era andata a vederla in un pomeriggio libero da impegni di lavoro ed aveva firmato il contratto la sera stessa. Nessuno dei vicini di casa fu sorpreso del fatto che Felicia coltivasse il proprio orto. Dalla fattoria di famiglia portò con sé anche tre dei gatti più socievoli e li tenne a casa come animali domestici. I loro nomi erano Curry, Mango e Chabade. Questi gatti erano confinati in casa e non era permesso loro di uscire.

Per via suo lavoro, Felicia incontrò molte persone in cerca di casa. Mentre la maggior parte era sposata, di tanto in tanto aveva come clienti degli uomini che vivevano da soli. Alcuni di loro erano dirigenti di successo, avvocati o medici. Incontrare nuove persone era un altro vantaggio della sua occupazione. Felicia rimase attratta da un uomo in particolare, un revisore dei conti di nome Noah.

Noah viveva in un appartamento del centro ma cercava una soluzione più spaziosa. Aveva avuto diversi appuntamenti con Felicia per visitare case e proprietà da acquistare, ma nessuna delle offerte immobiliari era stata di suo gradimento. Erano o troppo piccole, o troppo lontane dal lavoro, o troppo costose, ed in una delle proprietà visitate era presente un odore terribile. Dopo un po', Felicia iniziò a pensare che Noah fosse più interessato a lei che non a cercar casa. Felicia trovava Noah affascinante e non si preoccupava del mancato successo nelle proposte di vendita, ma lui era un cliente e lei doveva mantenere i suoi sentimenti personali nascosti. Un giorno, finalmente, Noah le chiese di uscire assieme.

"La politica della nostra società, vieta di uscire con i clienti", fu la risposta della donna. Felicia si accorse che Noah trasmetteva in pieno la sua delusione attraverso il linguaggio del corpo. "*Ho detto una stupidaggine*", pensò. "*Pensa a qualcosa d'altro da dire velocemente o lo perderai per sempre*".

"Ma, se affido la ricerca della tua casa a uno dei miei colleghi, non sarai più un mio cliente", disse Felicia. Dopo queste parole, l'atteggiamento di Noah si ravvivò di nuovo.

Noah e Felicia si videro regolarmente nei mesi successivi. Sebbene inizialmente Noah avesse continuato a cercare una casa da acquistare, il suo rapporto con Felicia pose in secondo piano quell'idea. Si fidanzarono e, subito dopo, Noah si trasferì nella casa di Felicia. Lei amava Noah e sperava che un giorno si sarebbero sposati.

Sei mesi più tardi, Felicia rimase incinta: era l'ultima e importante prova che il destino li univa l'una all'altro, e così pianificarono le nozze. Noah aveva solo pochi parenti che vivevano sulla costa orientale. La maggior parte dei parenti di Felicia viveva, invece, nelle vicinanze. Così il matrimonio si tenne presso la fattoria di famiglia di Felicia: fu una cerimonia semplice in stile country. Una delle sorelle di Felicia fece da testimone per lei mentre il cugino di New York, che era cresciuto assieme a Noah, fece da testimone per lo sposo. Dopo il matrimonio, la coppia andò in luna di miele a Kona, la Grande Isola delle Hawaii. Tornarono a casa loro due settimane più tardi.

I primi due trimestri di gravidanza di Felicia furono tranquilli. Si sottopose a regolari controlli prenatali e apprese molto presto di aspettare un maschietto. Durante l'inizio del suo ultimo trimestre di gravidanza, tuttavia, Felicia si ammalò. Aveva la febbre, e le ghiandole linfatiche intorno al collo e sotto le ascelle erano gonfie. L'ostetrico di Felicia, il Dr. Lamb, dopo aver effettuato un esame approfondito, concluse che soffriva di influenza e che aveva bisogno di riposo a letto. Sebbene sembrasse essere la spiegazione più probabile, Noah non fu convinto. Iniziò a studiare su internet le malattie più comuni in gravidanza. Lesse della preeclampsia, che colpisce il 5,8% di tutte le gravidanze e può portare a morte materna. Quando scoprì che la preeclampsia è più comune tra le donne durante la loro prima gravidanza, si preoccupò seriamente e chiamò il Dr. Lamb.

"La preeclampsia è una condizione a rapida progressione che è caratterizzata da mal di testa, ipertensione arteriosa ed escrezioni di proteine nelle urine. Spesso inizia durante le prime 20 settimane di gravidanza", dichiarò il Dr. Lamb. "Abbiamo controllato la pressione del sangue ed abbiamo fatto un esame delle urine con le strisce reattive. Tutto è risultato normale in entrambi i casi, ma suggerisco comunque di acquistare un dispositivo per il controllo della pressione arteriosa da utilizzare a casa. Non vi consiglio un dispositivo da polso o per l'esame dal dito, ma è preferibile che acquistiate un apparecchio elettronico con il bracciale da posizionare sull'avambraccio come quelli che usiamo nel mio ambulatorio. Ho predisposto un elenco di dispositivi approvati. Il mio infermiere vi insegnerà come usarlo correttamente. Vi prescrivo anche delle strisce reattive che possono essere utilizzate per controllare le urine".

Noah si sentiva molto rassicurato: aveva la situazione sotto controllo e sentiva di aver fatto tutto il possibile per adempiere al senso di responsabilità per la salute di Felicia. Comprò il dispositivo e le strisce reattive; controllò la pressione sanguigna e le urine della moglie regolarmente nel corso dei giorni successivi. Si preoccupò nuovamente vedendo che non migliorava, nonostante i livelli di pressione sanguigna e le proteine nelle urine fossero costantemente normali. Chiamò il Dr. Lamb chiedendo un nuovo appuntamento.

"Felicia sta di nuovo molto male, e le ghiandole sono ancora gonfie. Ci deve essere qualcosa che non va. Cosa possiamo fare?", chiese Noah.

"Le cause di ingrossamento delle ghiandole linfatiche che non regredisce dopo la somministrazione di antibiotici sono numerose e comprendono malattie maligne, come il linfoma Hodgkin. Potremmo aver bisogno di eseguire una biopsia del linfonodo per diagnosticare la causa della malattia". Quando Noah sentì queste parole, divenne pallido e sentì mancare le forze.

Il medico prese qualche minuto per pensare e poi disse: "C'è un'altra spiegazione possibile. Avete gatti in casa?".

*

Il laboratorio di chimica clinica che dirigo esegue gli esami sierologici per rilevare gli anticorpi delle malattie infettive. Ricevemmo dal Dr. Lamb un campione di siero di Felicia con la richiesta di "Pannello TORCH". Sulla richiesta non erano indicati i singoli test, ma la loro identificazione non era necessaria: lavorando assieme agli ostetrici, i professionisti del laboratorio clinico avevano predisposto un pannello di test specifico per le donne in gravidanza che presentano sintomi caratteristici di un'infezione. I quattro test inclusi nel pannello comprendono toxoplasmosi, rosolia o morbillo tedesco, citomegalovirus o CMV, e il virus herpes simplex.

"Una donna infetta può trasmettere questi microrganismi al bambino non ancora nato", dissi a uno dei miei studenti di tecnologia medica che voleva saperne di più sul pannello. "Contrarre queste malattie può comportare gravi conseguenze".

Come esercizio, chiesi alla Dr.ssa Dole, uno dei miei specializzandi di medicina di laboratorio, di illustrare ad uno studente che era lì presente le manifestazioni cliniche nel neonato di queste infezioni. "I neonati infettati con CMV o "C" possono avere convulsioni, perdita dell'udito, perdita della vista e ritardo mentale. Un'infezione da rosolia o "R" può causare cecità, stress respiratorio, e sordità. Un bambino con l'herpes congenito o "H" può sviluppare convulsioni, problemi respiratori, ma anche infiammazione di cervello, polmoni, fegato e reni. I neonati, la cui infezione non è riconosciuta o non è trattata, possono andare incontro a morte", spiegò allo studente. La specializzanda volutamente mi aspettò prima di rivelare i risultati del "TO" del pannello di test TORCH.

"L'esame dei campioni di questa paziente ha fornito un risultato negativo per i "test RCH" del pannello TORCH", dissi dopo aver esaminato il referto. "Ma è risultata positiva per la toxoplasmosi".

"La toxoplasmosi è causata da un protozoo parassita chiamato *Toxoplasma gondii*. Si trasmette all'uomo attraverso il consumo di carne cruda o poco cotta, come la carne di maiale, agnello, o cervo che sia contaminata dal parassita", disse la Dr.ssa

Dole.

"Può essere infettato anche chi possiede gatti tenuti liberi all'esterno. I gatti, che catturano e mangiano topi e ratti contaminati da *Toxoplasma*, possono ospitare questi parassiti all'interno dei loro corpi. Alcuni dei protozoi vengono escreti nelle loro feci. La mancata pulizia giornaliera della cassettina degli escrementi può esporre un essere umano al parassita. Gli individui particolarmente sensibili sono quelli che hanno un sistema immunitario debole, come i pazienti con infezione da HIV, quelli che hanno avuto un trapianto d'organo o le donne in gravidanza".

"La nostra analisi rileva gli anticorpi IgG per laToxo. Essi compaiono di solito da uno a due mesi dopo l'esposizione e rimangono positivi per tutta la vita. Vi è anche un test per la determinazione degli anticorpi IgM che può aiutare a stabilire se l'esposizione è recente. L'anticorpo IgM compare nel sangue prima dell'anticorpo IgG e scompare dal sangue nel giro di pochi mesi. Le cellule immunitarie gradualmente passano dalla produzione di anticorpi IgM alla produzione di anticorpi IgG. Questo test non è ancora disponibile nel nostro laboratorio. Contatterò il medico della paziente per capire se vuole che venga eseguito questo esame e, in caso affermativo, lo invieremo ad un laboratorio in California specializzato in questo settore".

*

Il risultato positivo del test di laboratorio per la toxoplasmosi fu trasmesso al Dr. Lamb che chiamò Noah e Felicia per riferire l'esito degli esami effettuati. Li informò, inoltre, che avrebbero ricevuto la visita di Evian Holmes, un ricercatore di malattie infettive del Dipartimento di Sanità Pubblica. Quando

Evian arrivò nella loro casa, fu fatto subito entrare. Immediatamente, molti dei gatti di Felicia vennero a salutare il visitatore. Evian disse loro che il suo lavoro consisteva nell'indagare su come Felicia potesse essere stata esposta al *Toxoplasma gondii*. Spiegò il ruolo potenziale che i gatti hanno nel diffondere questa infezione dai roditori all'uomo. Interrogò Felicia e Noah su come fosse la vita dei gatti nell'ambito del loro nucleo familiare.

"Non avrà intenzione di portarmi via i gatti, vero?", disse Felicia mentre tratteneva a stento le lacrime.

"Felicia, sentiamo cosa ci deve dire il signore", disse Noah, cercando di tranquillizzarla. La coppia disse al ricercatore che a nessuno dei gatti era consentito di uscire.

"I nostri gatti sono confinati in casa e non abbiamo topi che circolano in casa", disse Felicia, rimanendo sulla difensiva e pensando che i suoi gatti non le avrebbero mai potuto causare un danno. Noah confermò tutto. Evian guardò i tre animali domestici in sovrappeso e concluse che a casa disponevano cibo in abbondanza e, pertanto, non avevano alcun motivo di seguire il loro istinto naturale di caccia. "Allora come può essersi infettata Felicia?", fu il successivo quesito che Evian si pose.

"Ci sono altri gatti che vivono fuori nel quartiere?", chiese Evian.

"Beh, sì, molti di loro vengono nel nostro giardino. I nostri gatti li fissano, sbuffando e ringhiando, e combattono attraverso la finestra. Ma non c'è mai alcun contatto fisico. Faccio in modo che questo non accada", disse Felicia.

Evian chiese se poteva uscire con Noah e Felicia e guardare attorno alla proprietà. Sull'altro lato del cortile, vide un orto immacolato con pomodori, cetrioli, peperoni e lattuga. Avviandosi verso quella direzione, chiese: "E' il vostro orto questo, Felicia?".

"Sì, faccio tutto da sola: innaffio, poto e diserbo", disse lei con orgoglio, volgendo lo sguardo verso il marito. Evian non volle dar corso al suo sospetto, ossia che Noah non condividesse la passione della moglie.

"Indossa i guanti quando lavora?", chiese Evian.

"No", disse Felicia. "Sono cresciuta in una fattoria. Mi piace la sensazione della terra tra le mie mani. Cosa vuole dirmi?".

Evian scriveva tutto meticolosamente. Appena finito, spiegò la sua ipotesi alla coppia: "I gatti si possono infettare con la toxoplasmosi se catturano e mangiano i roditori infettati con il parassita. Il loro corpo è un buon ospite per la toxoplasmosi. Dopo un paio di settimane, i gatti infetti iniziano ad espellere le oocisti nelle loro feci. Queste spore possono sopravvivere nel terreno anche per un anno. I gatti amano defecare nei giardini perché il suolo è morbido e possono seppellire le loro feci facilmente".

Felicia iniziò a pensare che lavorare in giardino durante la gravidanza non era stata una buona idea.

"Ho il sospetto che un gatto del quartiere sia stato infettato ed abbia poi depositato questi ovociti nel vostro cortile attraverso le feci. Lei, Felicia, potrebbe essere stata esposta mentre lavorava in giardino", concluse Evian.

"Mi è venuta un po' di nausea sentendo questo racconto", rispose Felicia.

"L'esposizione alla toxo potrebbe essere avvenuta anche durante l'infanzia, quando viveva nella fattoria. Circa il 10% delle donne in età fertile ne risulta positiva. L'infezione può rimanere inerte per molti anni e causare la malattia solamente nel periodo in cui si ha una riduzione dell'immunità. La gravidanza è una delle condizioni che può slatentizzare la malattia. Tuttavia, nel suo caso, sono stati rilevati anticorpi di classe IgM nel sangue. La loro presenza sta ad indicare che, con buona probabilità, l'esposizione era recente. Questo è il motivo per cui sono venuto a controllare il vostro ambiente domestico".

Felicia fu trattata con un antibiotico, la spiramicina, nella speranza di bloccare la diffusione dell'infezione al bambino e per consentire la regressione della sintomatologia. Per determinare se il feto di Felicia fosse stato infettato, il Dr. Lamb prescrisse l'amniocentesi. Questo esame consiste nell'inserimento di un grande e lungo ago nell'addome di Felicia e e nel prelievo, attraverso questo, di una piccola quantità di liquido dal sacco gestazionale. In questo campione fu cercato il parassita della toxoplasmosi utilizzando tecniche molecolari.

Due settimane più tardi, Felicia diede alla luce un bambino che nacque bambino prematuro di un paio di settimane ma in un buono stato di salute. La coppia lo chiamò "Randall". Una parte della sua placenta e il cordone ombelicale furono inviati al laboratorio per essere esaminati. Randall alla nascita non presentava i sintomi della toxoplasmosi. Quando furono disponibili i referti degli esami di laboratorio, fu diagnosticata al bambino una toxoplasmosi congenita. Felicia e Noah erano nell'ambulatorio del Dr. Lamb, quando fu accertata la malattia.

Quando sentì la notizia, Felicia iniziò a piangere. "Cosa significa questa diagnosi per il mio bambino?", chiese al Dr. Lamb.

"Tratteremo Randall con una combinazione di pirimetamina, sulfadiazina e acido folico, in alternativa alla spiramicina. Il bambino potrebbe avere danni al fegato, problemi alla vista e ritardi nello sviluppo psicomotorio. Vi consiglio di scegliere un pediatra che abbia esperienza nella gestione di questo tipo di infezione per tenere sotto stretto controllo Randall sia nei primi mesi che nei primi anni di vita di vostro figlio. Il vostro pediatra dovrà, inoltre, programmare una serie di TAC al cervello ed esami oculistici nel corso della crescita", dichiarò il Dr. Lamb.

*

Durante la sua infanzia, Randall non dimostrò alcuna sintomatologia neurologica, ma era un bambino iperattivo e gli fu diagnosticato un disturbo da deficit di attenzione. Fu trattato con il Ritalin. Da adolescente, sviluppò sintomi di patologia ossessiva-compulsiva. Noah lesse che alcuni bambini con toxoplasmosi presentavano un rischio maggiore di suicidio. Entrambi questi problemi furono associati dai genitori alla diagnosi di toxoplasmosi congenita. Noah e Felicia parlarono apertamente con il loro figlio di questo problema. Il ragazzo non mostrò segni di depressione. Felicia restò positiva per gli anticorpi IgG, ma la malattia rimase asintomatica. Noah e Felicia non ebbero altri figli. Quando i loro gatti morirono di vecchiaia, la coppia decise di non prenderne altri.

*

Il Toxoplasma gondii *fu descritto la prima volta nel 1908 in roditori e conigli. Fino agli inizi del 1940 non fu considerato un agente patogeno per l'uomo. Il primo test sierologico, che viene ancora utilizzato, fu inventato da Sabin e Feldman nel 1948. Il tasso più elevato di infezioni da Toxoplasma gondii, circa il 50-80%, si rileva in America Latina.*

Nell'Europa centrale e orientale, nel Medio Oriente, nel Sud-Est asiatico e in Africa si possono avere tassi che raggiungono il 60%. A differenza di alcuni paesi, come Francia e Uruguay, l'American College di Ostetricia e Ginecologia non raccomanda lo screening di routine per la toxoplasmosi o il CMV nelle donne in gravidanza, perché in America non ha dimostrato un buon rapporto costo/benefici, e perché gli attuali test di laboratorio presentano un elevata percentuale di risultati falsamente positivi.

Negli Stati Uniti sono riportati tra i 500 e i 5.000 casi di toxoplasmosi congenita, con circa 750 morti l'anno. La metà di queste infezioni è dovuta al consumo di carni contaminate da parte di donne in gravidanza. Le donne incinte dovrebbero evitare di mangiare le interiora e carne poco cotta. Dovrebbero anche evitare di maneggiare le feci dei gatio, o almeno utilizzare guanti protettivi. Le mani non lavate, dopo la manipolazione e il consumo di alimenti contaminati, possono trasmettere il parassita. Alcuni studi hanno evidenziato che le donne positive agli anticorpi anti toxoplasmosi hanno più probabilità di avere neonati di sesso maschile rispetto a quello femminile (ad es. 72% in uno studio). Il perché questo accada è, tuttavia, sconosciuto.

L'infezione da toxoplasmosi che si verifica nei roditori li induce a modificare il loro comportamento in modo tale da favorire la cattura da parte dei gatti. Ratti e topi evidenziano iperattività e un comportamento esplorativo in grado di attirare l'attenzione dei gatti. Inoltre, i gatti di solito delimitano il loro "territorio" rispetto a quello degli altri gatti attraverso la minzione. I ratti e i topi infettati dal Toxoplasma diventano meno sensibili agli odori delle urine e del corpo dei gatti rispetto ai roditori non infetti. Benché i gatti possano essere amorevoli e affettuosi, come ogni animale possono determinare dei rischi per l'uomo.

Nella vita reale, non vengono eseguite indagini per ricercare la causa dell'infezione come è stato, invece, descritto in questa storia.

111

Catrame Nero

Ramon viveva in una piccola città di confine nei pressi di Nogales, in Arizona. Al liceo era stato uno studente modello e aveva una naturale attitudine per le materie scientifiche. Ramon avrebbe voluto frequentare il college, ma la sua famiglia era povera e non aveva i soldi per pagare le tasse. Invece, subito dopo aver finito il liceo, ottenne un lavoro come addetto alla manutenzione e bidello in un collegio locale. Di notte, aveva libero accesso alla biblioteca della scuola, ad internet e all'aula del laboratorio di chimica. Sebbene non avesse mai provato sostanze stupefacenti, era curioso di approfondire la conoscenza degli effetti di alcune droghe che venivano assunte da diversi ragazzi del vicinato. Così una sera, inserì nel motore di ricerca le parole "Goma" e "Tootsie Roll", e trovò quello che cercava. Dopo aver letto una procedura pubblicata nel 1874, Ramon imparò a sintetizzare la sostanza stupefacente utilizzando reagenti chimici comuni che si trovavano nel laboratorio di chimica del college.

Dal momento che la materia prima della droga era la morfina, chiese a suo padre se poteva dargliene un po'. Si lamentava del fatto che l'impegno fisico dovuto al lavoro gli procurava dolori muscolari e malessere. Ramon non aveva mai dato problemi e suo padre non mise in discussione la richiesta del suo unico figlio: andò nella farmacia del quartiere e comprò le pillole di morfina. Il farmacista era un vecchio amico e vendeva ai residenti locali sostanze stupefacenti, come codeina e morfina, senza prescrizione medica. Ufficialmente, tutte le vendite richiedevano la ricetta di un dottore, ma ad alcuni dei suoi clienti vendeva i farmaci analgesici sottobanco e con uno sconto, al fine di far loro risparmiare un po' di soldi evitandogli la visita medica. Era sicuro che i suoi clienti non avrebbero venduto le droghe al mercato nero.

Nel laboratorio di chimica della scuola, Ramon sciolse le compresse di morfina in aceto e fece bollire la soluzione usando un becco Bunsen per diverse ore sotto cappa. Dopo aver fatto raffreddare il composto che ormai era completamente essiccato, Ramon si ritrovò un residuo gelatinoso nero come catrame che mescolò con alcuni fondi di caffè e terriccio per diluire la potenza del prodotto. Dopo aver completato il processo di sintesi, il ragazzo ripulì accuratamente il laboratorio in modo da non lasciare alcuna traccia del lavoro.

Ramon andò a trovare Juan, uno dei suoi amici tossicodipendenti, chiedendogli di provare un po' della roba che aveva appena prodotto. Juan era più vecchio e più alto di Ramon, ma lo rispettava comunque perché era intelligente, perché era stato molto bravo a scuola ed era certo che Ramon non avesse alcun motivo di fargli del male. Juan mise una piccola quantità della sostanza catramosa su un cucchiaio, aggiunse dell'acqua e riscaldò il cucchiaio con un fiammifero. Quando l'intruglio fu sciolto, aspettò qualche minuto che il liquido si raffreddasse fino a temperatura ambiente. Poi, tirò fuori una siringa dalla tasca, aspirò la droga attraverso l'ago e se la iniettò direttamente in vena.

Juan si appoggiò allo schienale per godersi l'effetto.

Dopo pochi minuti, Juan reagì. "Ah! Questa è una buona merda, ragazzo; dove l'hai presa?".

"L'ho prodotta io in laboratorio. Ne ho in abbondanza".

"Conosco un ragazzo che può venderla se ne hai ancora, possiamo parlare con lui", disse Juan. "Faresti un sacco di soldi".

"Non sto cercando di vendere questa sostanza. Ero solo curioso di conoscerne gli effetti. Inoltre, io non voglio far diventare tossicodipendente nessuno dei ragazzi del nostro quartiere. Sarebbe un errore".

"Non preoccuparti amico. Questa roba verrebbe inviata in California. A chi importa cosa può succede a quei ragazzi ricchi?", fu la risposta di Juan.

Ramon in un primo momento resistette alla tentazione, ma poi si rese conto che avrebbe potuto utilizzare quei soldi per pagare le tasse scolastiche. Così iniziò a produrre ulteriori quantità di Tootsie Rolls e a venderle a Juan nei mesi successivi. Non raccontò i suoi "affari" al padre, ma gli disse solamente che aveva bisogno di una fornitura regolare di morfina per i suoi "disturbi". Ramon risparmiò abbastanza soldi e, ben presto, si iscrisse al College: studiò sodo ed ottenne il massimo dei voti. Trattandosi di un ex addetto alla manutenzione della scuola, quando completò il ciclo di studi e prese il diploma, la sua storia attirò un sacco di attenzione. Ramon, per completare l'iter scolastico, ottenne una borsa di studio in un corso universitario della durata di quattro anni. Una volta ottenuta la lettera di accettazione dall'università, smise di produrre catrame nero e interruppe tutti i rapporti con Juan. Il suo ex conoscente d'infanzia non accettò l'idea che la fornitura di droga finisse e minacciò Ramon. Fortunatamente per Ramon, poche settimane dopo, Juan ebbe una discussione con un drogato che, come lui, spacciava la droga nel quartiere. Juan fu colpito allo stomaco con un coltello e morì dissanguato in un vicolo.

Nessuno scoprì mai il rapporto tra Ramon e Juan, né cosa avesse fatto nel laboratorio di chimica della scuola. Ramon non aveva mai saputo dove andava a finire la droga che produceva o che cosa succedeva alle persone che la utilizzavano. Ora che Juan era scomparso, erano state cancellate tutte le tracce della sua precedente attività illecita.

*

Joanna era andata più volte dentro e fuori dalla prigione e dai centri di riabilitazione per droga durante la sua vita. Da giovane, Joanna era molto attraente. Suo padre aveva abbandonato la famiglia e la morte di sua madre, mentre lei era ancora un'adolescente, l'aveva lasciata sola e senza la guida di un adulto. Joanna iniziò a fumare crack, cocaina e metanfetamine con gli amici. Dopo anni di abuso di stupefacenti, il suo volto e il suo corpo invecchiarono rapidamente. Iniziarono a comparire lesioni cutanee, e si ritrovò ad avere i tutti denti cariati. Alla fine diventò una consumatrice di eroina per via endovenosa e, come tale, divenne una "cliente abituale" del General Hospital. Era stata trovata sulla strada incosciente, con le pupille puntiformi e la respirazione depressa. Fu trattata con naloxone, che invertì rapidamente i suoi sintomi. A causa della sua dipendenza da eroina soffriva, inoltre, dei sintomi d'astinenza quali mal di testa, nausea, e vomito.

Durante una delle consuete visite effettuate dal Dr. Frederickson, uno specializzando del Dipartimento di Emergenza, ricevetti una sua telefonate in cui chiedeva il nostro aiuto per un prelievo di sangue su Joanna. Le sue vene erano rovinate dall'uso continuo di droghe per endovena, al punto che non c'era un posto praticabile per inserire l'ago. Poiché soffriva di diarrea, il personale del Pronto Soccorso aveva urgenza di sapere se Joanna fosse disidratata. Avevano bisogno di un accesso vascolare anche per infondere una soluzione salina. Quando il mio addetto ai prelievi, che aveva maggior esperienza con il prelievo di sangue ai tossicodipendenti, non riuscì a effettuare il prelievo su Joanna, il Dr. Frederickson disse che non aveva altra scelta se non prendere il "trapano per le ossa". Era un metodo del tutto nuovo per noi, così chiesi di assistere alla procedura di prelievo.

"Abbiamo questo nuovo trapano che arriva direttamente al midollo osseo del paziente. Questo ci permette di avere un accesso vascolare per entrambe le necessità, fornire i farmaci necessari al paziente e, allo stesso tempo, ottenere i fluidi corporei necessari ad effettuare gli esami di laboratorio". Il Dr. Fredrickson mi mostrò il trapano e l'ago. "Possiamo anche somministrare liquidi attraverso questa via".

"Mi sembra uno strumento estremamente doloroso", osservai.

"Sì, il dolore può essere peggiore delle lesioni subite dalla paziente stessa. Ma usiamo un anestetico locale", concluse.

Il Dr.Frederickson applicò un anestetico locale sulla pelle di Joanna e inserì l'ago. La donna non sentì alcun dolore. Il fluido fu aspirato e inviato al mio laboratorio per il dosaggio degli elettroliti. Non avevamo ancora validato procedure di laboratorio per la determinazione dei liquidi del midollo osseo. Sarebbe stato difficile trovare volontari per questa procedura. Tuttavia, gli studi della letteratura dimostravano che, per sodio e potassio, i valori erano quasi identici a quelli del siero. Eseguimmo i test, e i risultati furono riferiti telefonicamente al Dr. Frederickson.

Dopo tre giorni, i sintomi di astinenza da oppiacei di Joanna cominciarono a scemare, e lei chiedeva di essere dimessa. Il Dr. Fredrickson disse a Joanna che l'avrebbe inviata ad un programma di recupero con metadone.

"Vuoi davvero smettere con l'eroina?", le chiese.

"Sì, voglio liberarmi dalla tossicodipendenza, ma non posso farne a meno, Dottore", disse Joanna.

"La clinica ti darà il metadone gratuitamente; il metadone è un farmaco che blocca gli effetti dell'eroina ed eliminerà il tuo desiderio irresistibile di assumere droga. Se non prendi l'eroina, non avrai più sintomi di astinenza. Mi pare un patto equo, vero?". Joanna annuì con la testa.

Il Dr. Frederickson continuò: "La clinica ha anche consulenti per le dipendenze che sono lì per aiutarti a liberarti dalla droga. Ma è necessario ascoltarli e prendere il metadone, quando te lo dicono. Potranno chiederti di esaminare le urine periodicamente per essere sicuri che tu stia assumendo il farmaco".

Il mio laboratorio esegue il test per il metadone per i pazienti seguiti dalla clinica. Joanna si sottoponeva regolarmente alle visite, e la sua urina risultava positiva ogni settimana.

Circa un anno dopo, un rappresentante venne nel mio ufficio per presentarmi un nuovo test per questo farmaco. "Ora possiamo testare il metabolita del metadone senza reattività nei confronti del metadone stesso", mi disse.

"Perché è così importante?", chiesi. "Noi abbiamo già il

test per il farmaco progenitore".

"Come Lei sa, i pazienti devono avere il test positivo per il metadone se vogliono rimanere nel programma e continuare a ottenere il farmaco. Ma il paziente può ingannare il test raschiando un po' il farmaco e mettendo la polvere direttamente nel campione di urina che deve essere testato, così da ottenere un test positivo; in questo modo può vendere il resto del farmaco per strada. Il metadone stesso può produrre un elevato effetto di benessere. L'assenza del metabolita del metadone permette ai medici di giungere alla conclusione che il farmaco non era presente nel sangue del soggetto in quanto il metabolita è prodotto dal fegato e, successivamente, viene escreto nelle urine".

"Molto intelligente. Quindi dobbiamo cercare sia il farmaco madre, sia il metabolita per poter documentare realmente cosa avviene?", chiesi.

"Sì", fu la sua risposta molto sicura. Il rappresentante era stato ben istruito dalla sua azienda. Ordinando i due test di laboratorio, le loro vendite e profitti sarebbero di certo aumentati.

Implementammo questo duplice test per la ricerca del metadone nelle urine e cercammo i casi in cui vi fosse una discrepanza tra i due risultati. Scoprimmo che, quando il risultato per il metadone era positivo, anche il metabolita era sempre positivo. Dato che la "diversione del farmaco" almeno apparentemente non avveniva, iniziai a riconsiderare il valore del doppio test. Ma mi ripromisi di continuare la sperimentazione con questo approccio ancora per qualche mese. Poi, circa sei settimane più tardi, un tecnico del mio laboratorio mi avvisò che avevamo ottenuto un risultato discordante per i due test di ricerca del metadone nelle urine di un paziente. Guardai il nome e lo riconobbi subito. Le urine di Joanna erano positive per il metadone e negative per il metabolita. Contattammo il personale della clinica frequentata da Joanna per informarli del nostro sospetto, e cioè che Joanna aveva interrotto, con ogni probabilità, l'assunzione di metadone.

"E'possibile che venda la droga invece di assumerla. Dobbiamo chiedere un confronto con lei sulla base delle prove di laboratorio", dissi al personale della clinica.

"Ci metteremo subito in contatto con lei. Se ha smesso di prendere il metadone, può essere tornata ad assumere eroina", fu la risposta dell'infermiera della clinica.

Rintracciare Joanna fu difficile perchè non aveva un posto fisso dove abitare ma frequentava diverse case rifugio. Quando fu trovata, era ormai troppo tardi. Joanna aveva smesso di assumere metadone. Senza il metadone che bloccava gli effetti dell'eroina, non aveva resistito a drogarsi ed era ricaduta. Fu trovata in un vicolo vicino al centro, in situazione critica. Quando fu portata al Pronto Soccorso del General Hospital, il personale che la stava visitando notò un grande ascesso sulla coscia interna dove, evidentemente, si era iniettata la droga. Il Dr. Frederickson fu richiamato in servizio. Lui, a sua volta, chiamò il Centro Californiano per il controllo degli avvelenamenti.

"Ho una donna di 45 anni con una overdose da eroina".

Poco prima della chiamata, il Dr. Frederickson inviò un campione di urina nel mio laboratorio di tossicologia per il quale confermammo la presenza sia di 6-acetilmorfina, o 6-MAM, sia di morfina. Il Dr. Frederickson apprese da noi che il 6-MAM è il principale metabolita umano dell'eroina. "Ha un fascite necrotizzante sulla coscia. Pensiamo che la paziente stia usando l'eroina di catrame nero. Come possiamo confermare che l'eroina è la fonte del batterio che ha causato questa infezione?".

Lo specialista presso il centro veleni rispose: "Il California Department of Public Health Laboratory Microbial Diseases ha messo a punto un test sui topi. Quando una porzione del siero del paziente viene iniettata nel topo, si sviluppano segni e sintomi di botulismo se sono presenti nel campione i batteri del *Clostridium botulinum*. In un'altra serie di topi viene iniettato il siero del paziente insieme con l'antitossina botulinica. Se questi animali non sviluppano l'infezione, questo conferma la diagnosi di botulismo".

Fu contattato il laboratorio di microbiologia e furono inviati campioni di siero di Joanna. Come misura precauzionale, Joanna fu trattata con l'antitossina prima che i risultati del test fossero disponibili. Il giorno dopo, il test risultò positivo indicando che Joanna aveva un'infezione da botulino. Ma, a causa del suo ritardato arrivo al Pronto Soccorso, il trattamento era iniziato troppo tardi e Joanna morì nel pomeriggio a causa dell'infezione. Il Dr. Frederickson ed io eravamo sconvolti perché entrambi eravamo convinti che la donna fosse sulla strada della redenzione, ma poi era sicuramente successo qualcosa che aveva fatto ricadere Joanna nel tunnel della droga. Intervistando alcuni dei suoi conoscenti al ricovero, il personale della clinica di riabilitazione apprese che Joanna stava frequentando un vagabondo di nome Tad. Nel rivedere le cartelle cliniche, si accorsero che anche lui era stato un loro paziente, ma lo avevano cacciato dalla clinica a causa dell'escamotage della diversione del metadone. Evidentemente, Tad aveva insegnato a Joanna come superare il test delle urine per la droga. Lo aveva fatto perché voleva vendere l'eroina di catrame nero a Joanna. Le disse che la sua fornitura era molto più economica rispetto all'eroina che comprava usualmente. Per acquistarla, Joanna guadagnò un po' soldi recuperando e riciclando bottiglie e lattine che trovava girando per il quartiere.

L'eroina di catrame nero era fornita da Juan. Ramon, che aveva prodotto la droga, non seppe mai il danno che il suo "esperimento scientifico" aveva causato. E' facile a posteriori riconoscere che Ramon e Tad avevano fatto delle scelte sbagliate nella loro vita, e che queste scelte avevano inciso sulla vita di altri come Joanna. Ma Joanna stessa era vittima delle proprie cattive scelte personali.

*

Il batterio Clostridium botulinum *produce una neuro-sostanza chimica chiamata "tossina botulinica di tipo B". Questa tossina può causare paralisi flaccida o debolezza muscolare. Il botulismo è normalmente associato a ingestione di alimenti contaminati da* Clostridium. *Ad esempio, il botulismo può causare la malattia in persone che mangiano cibi in scatola prodotti in casa, che non sono stati sottoposti ad un trattamento termico sufficiente per uccidere le spore, o le lattine non sono state correttamente sigillate. Una causa meno comune del botulismo è dovuta all'uso endovenoso di eroina di catrame nero contaminata. Quando il terriccio viene usato per diluire il catrame nero dopo la sua produzione, può verificarsi che questo contenga naturalmente spore di* Clostridium *che possono infettare un individuo senza che se ne accorga. La maggior parte dei casi di botulismo da catrame nero si è verificata in California.*

Il microorganismo Clostridium tetani *produce anche un potente veleno chiamato "tossina tetanica". Sebbene anche il tetano possa portare* alla paralisi, è più frequentemente associato a spasmi muscolari del tronco, degli arti e delle mascelle. Come per il botulinum, le spore possono essere presenti nel terreno. A differenza di molti altri tipi di infezioni batteriche, il Clostridium non si trasmette tra individui attraverso il sangue o attraverso l'aria.

L'eroina è ancora usata come agente farmacologico, in particolare nel Regno Unito. Viene prodotta dalla duplice acetilazione della morfina. Quando l'eroina di catrame nero è prodotta in un laboratorio di chimica clandestino, l'uso di prodotti chimici impuri può causare una reazione di acetilazione incompleta che determina un'elevata concentrazione di monoacetilmorfina, il metabolita intermedio. Questo composto 6-MAM rappresenta una forma più potente di eroina. Quindi, oltre all'infezione da botulino, Joanna, senza saperlo, si era iniettata un farmaco più potente. Entrambe le cose erano state responsabili della sua morte.

La raccolta di liquido dall'osso non viene usata comunemente negli ospedali oggigiorno. Nel nostro Ospedale, però, abbiamo una vasta popolazione di tossicodipendenti che richiede, talora, l'utilizzo di questo dispositivo.

Il Botulismo è considerato dall'U.S. Homeland Security un'arma biologica, anche se non è ancora stato utilizzato per questi scopi. E' stato sviluppato un vaccino dai Centers for Disease Control and Prevention per proteggere i lavoratori e il personale militare contro l'esposizione alla tossina. Il vaccino non è ancora stato approvato per l'uso da parte della Food and Drug Administration, e non è disponibile per proteggere i tossicodipendenti da eroina come Joanna.

Dal momento che è disponibile e utilizzato di routine un vaccino contro il tetano, questa malattia è diventata fortunatamente rara negli U.S.A.

Mosche dolci

****

Dopo alcune settimane di un caldo autunno, era arrivato il maltempo per cui in città la notte era fredda e piovosa. In questi casi, molti senzatetto affollano il Pronto Soccorso dell'Ospedale dichiarando una varietà di sintomi. Alcuni fingono di soffrire di dolori addominali, altri arrivano con forti mal di testa. La maggior parte è alla ricerca di un riparo e un pasto caldo, anche se solo per una notte.

"Abbiamo un tizio, Hector che spesso, in notti come questa, si presenta con dolore toracico. Il suo sangue è costantemente positivo per la troponina cardiaca", mi disse una volta il Dr. Harold Fundus, un medico del Pronto Soccorso. La troponina è un test che eseguiamo in laboratorio e che viene utilizzato per la diagnosi di attacco di cuore. "Ma poi viene sempre esclusa la diagnosi di infarto miocardico, e il giorno dopo lo rispediamo sulla strada".

Avendo sentito queste parole, decisi di prendere un campione del sangue di quest'uomo e studiarlo per verificare l'eventuale presenza di un anticorpo che interferisce con il test della troponina. "Hector sa che, se finge di avere dolore al petto, con un risultato della troponina positivo verrebbe sicuramente ricoverato in ospedale. Il suo personale deve sapere che sta solo cercando di ottenere un letto caldo per la notte".

"Questo può essere vero, ma cosa succederebbe se dovesse davvero soffrire di un attacco di cuore? Dobbiamo presumere che i suoi sintomi siano reali e trattarlo di conseguenza", disse il Dr. Fundus.

Hector era lì quella notte con un altro senzatetto detto BIBA. Nel gergo del Pronto Soccorso, quest'acronimo significa "Brought In By Ambulance" ("Portato con l'ambulanza", nota del traduttore). Dal suo letto del Pronto Soccorso nel corridoio, Hector osservava l'uomo privo di sensi disteso sulla barella dell'ambulanza mentre veniva spinto davanti a lui e portato direttamente nella sala triage del Pronto Soccorso.

La maggior parte dei senzatetto non si lava per molti giorni o anche settimane ed emana o terribili odori corporei. I vestiti di quest'uomo erano imbevuti della sua urina. Ma, invece, di un odore pungente, la sua urina aveva un aroma fruttato. Questo piacevole odore nell'aria non durò a lungo. Quando furono tolti i vestiti, risultò evidente che il sedere e le cosce erano ricoperti di feci. Quella sera, la sala triage era particolarmente maleodorante. L'uomo non aveva alcun documento d'identificazione con sé. Così, fino a quando non fosse tornato cosciente e non gli si avesse potuto chiedere il nome, il personale del Pronto Soccorso gli assegnò il nome temporaneo "Trauma: Giraffe". Fu indicata anche la sua età: 125 anni. Questa insolita età serviva semplicemente a informare il rimanente personale del Pronto Soccorso che la sua vera età era, in quel momento, sconosciuta.

Il Dr. Harold Fundus era di turno con una delle infermiere del Pronto Soccorso. Dall'esterno della stanza, disse all'infermiera: "Abbiamo bisogno di emogasanalisi, elettroliti, emocromo, e coagulazione. Mettigli un catetere Foley per raccogliere l'urina e fai fare un esame delle urine". L'infermiera entrò nella stanza con gli strumenti necessari posti su un piccolo carrello. Inizialmente prelevò del sangue da un catetere inserito nel collo, poi ne prelevò dell'altro da una vena del braccio. Continuò a lavorare per predisporre il catetere di Foley, inserendolo attraverso l'apertura del pene e fin dentro la vescica. L'altra estremità del catetere fu collegata ad una sacca di raccolta dell'urina attaccata sul fondo della barella. In pochi minuti, l'urina di Giraffe cominciò a fluire per gravità nella sacca. Fu aperta una valvola sul fondo del sacchetto, e una piccola quantità di urina fu fatta gocciolare in un apposito contenitore. Il contenitore fu tappato, etichettato e consegnato al laboratorio per l'esecuzione dell'esame delle urine. Il Dr. Fundus era abbastanza sicuro di sapere che cosa avesse il paziente, ma aveva bisogno di una conferma dal laboratorio per la diagnosi finale.

*

Gary Piazza non era tipo da frequentare il college. Aveva visto gli annunci dell'esercito, mentre frequentava il liceo, e vi si era arruolato subito dopo il diploma. Non aveva viaggiato molto al di fuori della sua città natale nella campagna del Kansas, ed era entusiasta "di vedere il mondo". Fu mandato a Fort Jackson in Columbia, nel Sud Carolina, dove trascorse dieci settimane per la formazione di base. Scelse la scuola di fanteria per la formazione avanzata e fu poi inviato a Fort Benning in Colombia, in Georgia. Dopo sei mesi, Gary prese i gradi ed gli fu data una breve licenza per far visita ai suoi. Quando questa finì, fu inviato in Iraq con le truppe che dovevano mantenere la pace nel dopoguerra.

Gary trascorse due anni in una base militare al di fuori di

Bagdad. Era vicino alle linee del fronte, ma non ebbe mai occasione di sparare contro il nemico. Tuttavia, dovette assistere alla morte di un commilitone con cui aveva stretto amicizia durante la missione. La vittima era un soldato americano del vicino Missouri, che rimase ucciso quando il camion che stava guidando passò sopra una mina. Gary stava seduto nel veicolo dietro quello del suo amico e fu testimone dell'esplosione. *"Sarebbe potuto capitare a me"*, fu il suo pensiero. Gary rimase molto turbato dalla morte del suo amico e per essere stato lui stesso sfiorato dalla morte; così ricorse alla consulenza degli psichiatri dell'Esercito. Dopo diverse visite, i medici gli diagnosticarono la sindrome da stress post-traumatico e raccomandarono che il Soldato Semplice Piazza fosse congedato con onore dall'Esercito.

Gary tornò a casa nel Kansas. Fu un momento difficile per lui. Anche se era ancora giovane, appena 22 anni, non era interessato a tornare a scuola ed era poco motivato a trovare un lavoro. Fu visitato da diversi medici che cercarono di curarlo per la sua depressione prescrivendogli vari farmaci. Li provò per un po', ma i medicinali che gli avevano indicato gli provocavano diarrea e vertigini; pertanto, smise di prenderli. Il suo unico conforto era l'alcol. Dopo cinque anni di vita difficile, i suoi genitori persero le speranze e lo cacciarono fuori di casa. Andò avanti e indietro da una città all'altra facendo lavori saltuari Arrivò fino in California stabilendosi a San Francisco, dove trovò lavoro come operaio. Purtroppo, spendeva gran parte della pensione dell'esercito nell'alcol e, alla fine, iniziò a vivere per strada.

Un giorno, Gary si mise a dormire accanto a un gruppo di

altri senzatetto che tossivano e starnutivano. Ovviamente Gary si prese l'influenza da queste persone: soffriva di dolori addominali, era debole e assetato. I suoi "colleghi" gli diedero dell'acqua presa da una fontanella di un parco lì vicino. Ciò gli provocò lo stimolo ad urinare frequentemente. Quella notte, svenne in un vicolo pieno di bidoni della spazzatura e di rifiuti. Solo la mattina dopo qualcuno lo trovò steso a terra e chiamò un'ambulanza. Era chiaro che non stava semplicemente dormendo.

*

Abbiamo dotato il Pronto Soccorso del General Hospital di un analizzatore dei gas e degli elettroliti del sangue. Entro dieci minuti dal prelievo del sangue, il Dr. Fundus ottenne i risultati del sangue di Gary, o Giraffa, che rivelavano che era in acidosi grave; aveva anche una bassa concentrazione di anidride carbonica e una concentrazione di glucosio otto volte oltre il limite normale. Gary Piazza era in coma per chetoacidosi diabetica, o "DKA", che avviene quando la domanda di insulina da parte dell'organismo, per metabolizzare il glucosio, supera la capacità del pancreas di produrre questo ormone vitale. Il Dr. Fundus gli fece un'iniezione di insulina che provocò la rapida riduzione dei suoi livelli di glucosio. Circa 45 minuti più tardi, la lettura di altri risultati di laboratorio confermò questa diagnosi. Le concentrazioni di sodio e cloruro erano aumentate a causa della disidratazione, l'urina conteneva chetoni e questa era la causa dell'odore fruttato del respiro. La maggior parte degli altri risultati di laboratorio risultava entro i limiti di norma.

Dopo pochi giorni, Gary fu dimesso dall'ospedale e fu inviato in una casa rifugio dove ricevette vestiti puliti, pasti caldi e la possibilità di lavarsi e fare la doccia. Fu addestrato a farsi le iniezioni di insulina a intervalli regolari; purtroppo, Gary non assumeva regolarmente i farmaci. Circa dieci giorni dopo la sua prima ospedalizzazione, Gary fu nuovamente ricoverato nel reparto di emergenza con sintomi simili ai precedenti: era un altro attacco di DKA. Il Dr. Fundus era in servizio anche quel giorno e chiese al personale del Pronto Soccorso di fare il prelievo del sangue e la raccolta delle urine, come in precedenza. Il personale si ricordò di Giraffe, del suo primo accesso e non ebbe bisogno di usare un altro nome di fantasia, questa volta.

L'infermiera entrò nella stanza per togliere i vestiti di Gary e prepararlo per il prelievo. Guardò il volto di Gary e gridò: "Dio mio!". Sentendo questo, il Dr. Fundus entrò nella stanza, si stava ancora infilando i guanti quando capì la ragione dello stupore dell'infermiera.

"C'è qualcosa che si muove dentro le sue narici", disse al Dr. Fundus, indicando il naso del paziente. Era evidente che qualcosa si muoveva nel naso dell'uomo; il Dr.Fundus prese una pinzetta e, con attenzione, allargò la narice del paziente. Rimasero stupiti di vedere delle larve che avanzavano lentamente per uscire dalla narice. Le mosche erano state attratte dalle elevate concentrazioni di zucchero presenti nel suo fluido nasale durante il primo accesso al Pronto Soccorso. Poichè viveva in posti privi di igiene, c'erano un sacco di mosche che gli giravano attorno. Attratte dal profumo fruttato e dall'alto contenuto di zucchero nel suo fluido nasale a causa della sua chetoacidosi diabetica, un paio di mosche erano entrate nel naso mentre era privo di sensi, e avevano depositato centinaia di uova nell'ambiente umido. Nel corso della successiva settimana, alcune di queste uova si erano trasformate in larve e si stavano muovendo nel suo naso. Gary non se ne era accorto perché viveva in un costante stato di ubriachezza. A causa dell'abuso di alcol, gli assistenti sociali lo avevano cacciato via dal rifugio in uno dei rari istanti in cui era sobrio, e lui si era trovato di nuovo sulla strada. Le larve nasali di Gary, al momento del suo secondo accesso al Pronto Soccorso, erano così mature da cercare di uscire fuori dalle narici. Il Dr. Fundus tirò fuori con le pinze diverse larve da entrambe le narici.

"Datemi dei contenitori e della soluzione salina sterile", disse con calma alla sua infermiera. Il Dr. Fundus rimosse diverse altre larve dal naso di Gary con la pinza e le mise in un contenitore; lavò ogni narice con soluzione salina, e fece gocciolare la soluzione in un contenitore separato. Al termine, i contenitori vennero etichettati e tutti i campioni di sangue, le larve e gli aspirati nasali furono inviati al laboratorio.

*

Quando ricevemmo i campioni, rimanemmo perplessi poiché non avevamo mai visto prima di allora niente di etichettato con il nome del paziente e con la parola "larve" come richiesta. Pochi minuti dopo, il Dr .Fundus ci chiamò spiegandoci quello che voleva.

A uno dei nostri tecnici del laboratorio di microbiologia, David Carter, fu dato il compito di determinare quale tipo di mosca aveva infestato il naso di Gary. Era, infatti, importante determinare la durata della vita degli insetti e, da lì, dedurre quando l'infestazione era avvenuta. Fu contattato un entomologo presso il Museo di Storia Naturale per avere il parere di un esperto, ma lui disse che non poteva identificare le specie di mosca a meno che non si trattasse di un adulto. Così furono date istruzioni su come far crescere le larve fino alla loro trasformazione in insetti maturi. David mise le larve su una piastra di agar sangue per l'incubazione. Gli fu anche indicato di mettere dei trucioli di legno sulla piastra di Petri per simulare un ambiente di terra o sporcizia. David monitorava lo stato di avanzamento della sperimentazione e poteva vedere che le larve avevano scavato nel terreno di coltura. Nel giro di un paio di giorni nella piastra di Petri si potevano riconoscere delle strutture di colore marrone, immobili nell'agar. David pensava che fossero morte. Il giorno dopo, il team delle malattie infettive, che aveva sentito parlare dell'infestazione nelle narici, volle vedere la piastra contenente le pupe. David mise la piastra su un microscopio a proiezione, illuminandola con una luce brillante per mostrare l'immagine. Dopo alcuni secondi, una pupa cominciò a muoversi. I medici rimasero stupiti nel vedere una mosca adulta emergere da una pupa proprio di fronte ai loro occhi. A quanto pare, il calore dalla lampada aveva stimolato la fuoriuscita dell'insetto. In quel momento, la piastra Petri era chiusa con un coperchio trasparente in modo che la mosca rimanesse intrappolata all'interno. Dopo aver visto questo, uno studente disse: "Tutto ciò mi ricorda la mia classe di biologia quando allevavamo la Drosophila". Stavamo tutti ricordato gli studi di laboratorio che avevamo condotto sui moscerini della frutta durante le nostre lezioni di genetica. Dopo aver mostrato la piastra a tutti quelli intorno e scattato alcune foto della mosca, il coperchio della piastra fu rimosso e la mosca matura fece ciò che la natura aveva destinato per lei: volò via!

*

A Gary Piazza non fu mai detto che aveva ospitato delle larve nelle sue narici. Sopravvisse al suo secondo attacco di DKA, e ritornò alla casa rifugio. Questa volta, rendendosi conto che doveva prendersi cura della sua salute, assunse regolarmente l'insulina che gli era stata prescritta. Gary andò in consulenza presso il VA Hospital (Ospedale per reduci di guerra, nota del traduttore) per la sua sindrome da stress post-traumatico. Gli furono dati anche dei farmaci antidepressivi. Gli psichiatri che lo seguivano avevano maggior esperienza con la sua forma di depressione ed ebbero più successo nel rimetterlo in carreggiata rispetto a quello che avevano avuto i suoi precedenti dottori.

*

Il Dipartimento di Housing and Urban Development (HUD) degli Stati Uniti calcola che ci siano circa 610.000 individui senza fissa dimora che vivono in strada, anche se stime non ufficiali hanno indicato che questa cifra potrebbe arrivare fino a 3,5 milioni. E', però, impossibile ottenere cifre esatte. Molti di questi senzatetto vivono in città che hanno climi caldi come il Sud e gli Stati occidentali. Secondo l'HUD, circa il 20% di loro soffre di un qualche tipo di malattia mentale come la schizofrenia, il disturbo bipolare o la depressione grave. Ottenere il trattamento medico per questi individui è stato un obiettivo di ognuna delle ultime Amministrazioni Presidenziali.

I vermi sono le larve delle mosche. Essi sono utilizzati come esca dai pescatori, in particolare, da quelli che pescano nel ghiaccio. I vermi sono stati utilizzati per secoli per il trattamento medico. Questo è possibile perché non danneggiano i tessuti sani. I vermi disinfettati vengono introdotti nelle ferite dove si nutrono del tessuto necrotico e, così, ripuliscono la zona dai detriti. In questo modo essi sono stati utilizzati in molti centri medici in tutto il mondo occidentale. I vermi sono attratti anche dai tessuti in decomposizione dei cadaveri che sono lasciati esposti all'ambiente. Questa peculiarità è stata drammatizzata nei film horror e in alcuni spettacoli televisivi. In una scena del film Phenomena, interpretato da Jennifer Connelly (1985), si vede una piscina piena di cadaveri in putrefazione e di larve di insetti. La decomposizione dei tessuti umani a temperatura ambiente attira le mosche entro 24 ore dalla morte. Questo dettaglio viene utilizzato da alcuni medici legali e magistrati per stabilire il momento della morte dei cadaveri.

Questa storia è simile a una recente tendenza che si sta verificando tra gli studenti delle scuole medie e dei licei. Sulla base di video pubblicati su YouTube, i ragazzi sniffano caramelle "Smarties". La caramella viene frantumata in una polvere fine e sniffata attraverso le cavità nasali. A differenza di molti stupefacenti, questa pratica, oltre a non essere illegale, non produce neanche euforia o esaltazione. Pertanto, non si comprende il motivo per cui i preadolescenti compiano questo gesto, se non per essere ribelli. Purtroppo, ci sono state segnalazioni di piccole mosche attratte dagli zuccheri contenuti in queste caramelle, che depongono le uova delle larve all'interno del naso. Dato che le mosche si nutrono di animali e rifiuti umani, questi ragazzini, così come l'uomo senza fissa dimora di questa storia, espongono le loro cavità nasali a materiale fecale. In tal modo, oltre al disgusto che si dovrebbe provare nell'inalare vapori fecali, vi può essere trasmissione di malattie di natura microbiologica.

Impazzito

Hank era il più giovane di tre fratelli: aveva, infatti, un fratello e una sorella gemelli che erano più grandi di lui di dodici anni. Quando nacque, sua madre aveva 38 anni. Durante la gravidanza, l'analisi citogenetica aveva rivelato che il feto era di sesso maschile e aveva tre copie del cromosoma 21. Nonostante questo, la madre portò a termine la gravidanza e partorì Hank, che era affetto dalla sindrome di Down. Hank era un bambino felice e frequentò una scuola speciale; non era un ritardato mentale, come molti dei suoi compagni di classe, ed era simpatico e curioso. Hank amava gli animali e teneva a casa, come animali domestici, un gatto siamese e un pastore tedesco. Non gli dava fastidio dover pulire la lettiera e amava passeggiare con il suo cane.

Suo padre era un prete missionario. All'età di 12 anni, Hank e la sua famiglia si trasferirono a Monrovia, la capitale della Liberia. Il padre andava nei villaggi alla periferia della città, mentre lui e sua madre alloggiavano in un appartamento in città. Hank frequentava una scuola di lingua inglese a Monrovia. Un giorno, il ragazzo e il resto dei suoi compagni di classe andarono in gita allo zoo. I suoi insegnanti dissero agli alunni di mettersi in due per coppia raccomandando di stare tutti insieme. Hank e un altro ragazzo, Alfred, erano vicini e stavano osservando l'esibizione degli elefanti quando Hank suggerì al suo compagno di allontanarsi dal gruppo.

"Andiamo alla casa del pipistrello", disse ad Alfred.

"No Hank, la signora Okrodudu ha detto che dobbiamo stare tutti insieme".

"Gli elefanti sono noiosi. Voglio vedere i pipistrelli. Dai, andiamo!", fu la risposta di Hank.

Alfred e Hank si staccarono dagli altri mentre la loro insegnate era distratta e si recarono al padiglione del pipistrello. Hank era affascinato dai pipistrelli che dormivano appesi, con le loro zampe posteriori, a testa in giù. Hank cercò di attirare l'attenzione di un pipistrello. C'erano frutta e noci a terra, ma il pipistrello non sembrava avere fame. Hank cercò di invogliare il mammifero volante a mangiare; così prese da terra una mela e fece finta di mangiarla.

"Guarda Batman. Hmmm, buonissima. Veramente buooona". Ma il pipistrello ignorava il bambino. *Forse se mi sente dare un morso, il pipistrello potrebbe svegliasi ed essere invogliato a mangiare*, pensò Hank. Così diede un grosso morso, che provocò un forte scricchiolio e cominciò a masticare. Hank non si rese conto che il pipistrello aveva già a mordicchiato quella stessa mela e l'aveva poi gettata. Alfred rimase inorridito nel vedere Hank mangiare la mela scartata e mezza mangiata.

"Cosa stai facendo! Ti stai mettendo veramente nei guai. Lo dirò all'insegnante", disse.

"Non fare la spia", disse Hank al ragazzo. Alfred corse fuori dalla casa del pipistrello per riunirsi agli altri alunni. Hank gettò la mela di nuovo a terra dove l'aveva trovata e lasciò il padiglione per raggiungere gli altri. Nessuno si era accorto che la coppia si era allontanata.

*

Il nostro ospedale cura moltissimi pazienti con storie di viaggi all'estero. Ci sono molte persone della nostra città che lavorano come medici, missionari, giornalisti e scienziati in Africa. Abbiamo seguito con molta attenzione le notizie della recente epidemia di virus Ebola. Quando due americani tornarono negli Stati Uniti dall'Africa occidentale a causa dell'infezione da Ebola, le informazioni che giungevano dalla Liberia divennero per noi realtà. Il Dr. Kastle, il Direttore del laboratorio clinico, raccolse i suoi capi sezione e i responsabili per una riunione.

"Come si trasmette l'Ebola?", chiese il Dr. Helman, il nostro microbiologo e esperto locale in materia.

"L'Ebola si trasmette attraverso il contatto diretto con sangue o altri fluidi corporei di un animale o un individuo infetto", disse. "Non sembra essere trasmesso attraverso l'aria".

"Quali dispositivi di protezione dovranno essere indossati?", chiese uno dei responsabili.

Il Dr. Helman rispose: "Il CDC ha emanato specifiche linee guida per il trattamento dei campioni dei pazienti sospettati di avere un'infezione da virus Ebola". Tutti noi sapevamo che CDC significa Centers for Disease Control and Prevention di Atlanta. "Ho ordinato abiti speciali resistenti all'acqua. I nostri tecnici dovranno indossare due paia di guanti quando lavoreranno i campioni. Dovranno anche indossare i soprascarpe, schermi facciali totali, e le maschere N95 per coprire il naso e la bocca". Queste maschere sono state approvate dalla FDA e dal CDC per la protezione dal virus Ebola.

"In primo luogo, come facciamo a stabilire che è presente il virus Ebola?", chiesi, dal momento che non avevo visto prima un caso e che non è disponibile alcun test diagnostico di laboratorio.

Il Dr. Kastle rispose: "Il CDC offre un test che usa una trascrittasi inversa-PCR". Si tratta di un test molecolare che rileva delle sequenze di RNA specifiche note per essere associate con il virus. "Dal CDC viene eseguita anche la determinazione degli anticorpi specifici per il virus; tuttavia, questo test fornisce risultati negativi durante le prime fasi della malattia".

"Dobbiamo discutere delle precauzioni da utilizzare in laboratorio", disse il Dr. Kastle. Aggiornò l'incontro e mise in programma una serie di riunioni con il personale tecnico durante le quali descrisse il piano di sicurezza per il laboratorio, nell'eventualità di dover trattare un caso di Ebola. La maggior parte dei nostri tecnici riteneva che le precauzioni che il Direttore suggeriva fossero ragionevoli.

Uno dei tecnici anziani disse: "Abbiamo già affrontato un'esperienza simile. Quando l'epidemia di AIDS ha colpito per la prima volta, non conoscevamo l'agente con il quale avevamo a che fare". Era vero: non c'erano trattamenti e molte persone morirono negli Stati Uniti durante i primi anni per questa epidemia.

Un'altro tecnico aggiunse: "Abbiamo già assimilato il concetto di 'precauzioni standard'". Secondo l'Occupational Safety and Health Administration americana, il laboratorio clinico deve "trattare tutto il sangue umano e certi fluidi del corpo umano, come se fossero noti per essere infetti con l'HIV, l'HBV e altri agenti patogeni del sangue".

Ma Oscar, uno dei tecnici più giovani, rispose: "Questo può andare bene per voi, ma io sono a disagio con questo concetto di ordinaria amministrazione". Tirò fuori una copia del rapporto CDC relativo alla sorveglianza dell'HIV a partire dal 2009. "Ci sono stati almeno 57 casi documentati di trasmissione occupazionale dell'HIV agli operatori sanitari. Penso che sia necessario fare di più per proteggere noi stessi".

Molti degli altri tecnici sembravano d'accordo con questa posizione.

"Cosa suggerisci?", chiese il Dr. Kastle. Oscar rispose: "Dato che non abbiamo un test di laboratorio clinico, i medici potrebbero trattare i pazienti come se avessero l'Ebola sulla base di una diagnosi presuntiva". Il tecnico aveva ragione: non ci sono farmaci specifici per il virus Ebola. Il trattamento prevede una terapia di supporto, come soluzioni bilanciate e di elettroliti e la somministrazione di anticoagulanti. A differenza dell'epatite B, non ci sono vaccini che possono essere utilizzati per proteggere il personale". "Perché dovremmo rischiare le nostre vite?".

Il Dr. Kastle cominciò a essere preoccupato per questa discussione, perché, attraverso il linguaggio del corpo, percepiva che anche gli altri concordavano con Oscar. Pensò di dover ribadire la missione dell'ospedale e del nostro laboratorio. "Le vostre osservazioni sono sicuramente valide. Abbiamo bisogno di prendere tutte le precauzioni possibili per proteggere il personale. Tuttavia, eseguire gli esami di laboratorio su tali pazienti non è un'opzione. Vi ricordo che siamo un ospedale. Il nostro compito è quello di fornire la migliore assistenza medica possibile. Quando abbiamo scelto questa professione, ne conoscevamo i rischi. Non è il momento di tornare indietro ora. Spero che nessuno si sottragga alla propria responsabilità. Che cosa avverrebbe se il paziente fosse uno dei vostri cari? Voi vi aspettereste il meglio da noi".

Dopo uno sgradevole periodo di silenzio, presi la parola.

"Forse c'è una via di mezzo".

"Cosa suggerisci?", mi chiese il Dr. Kastle. Capii che aveva apprezzato il mio tentativo di allentare la tensione nella sala conferenze. "Cosa ne dici di usare i nostri strumenti di point-of-care?".

Si tratta di strumenti portatili per esami di laboratorio che utilizziamo al pronto soccorso, in sala operatoria, e nell'unità di terapia intensiva. Il test viene effettuato al letto del paziente dagli operatori sanitari. Poiché i campioni non devono essere trasportati al laboratorio, questi test riducono il tempo necessario per avere un risultato. Producono rapidamente gli esiti di test quali emogasanalisi ed elettroliti, e possono, pertanto, avere un impatto positivo sulla cura dei pazienti critici. Questi dispositivi vengono utilizzati anche in caso di calamità naturali. Se c'è un'interruzione dell'alimentazione elettrica, come nel caso di un terremoto, possiamo usare tali strumenti alimentati a batteria in qualsiasi momento. In previsione di questa possibilità, teniamo a disposizione i reagenti necessari da utilizzare in caso di emergenza.

"Uno dei principali vantaggi di utilizzare questi dispositivi portatili per l'esecuzione dei test è che essi operano su sangue intero". I tecnici sapevano che la fase di centrifugazione, che talvolta può produrre un rilascio di particelle dal campione, viene in questo modo eliminata. "Se abbiamo pazienti con sospetta infezione da Ebola, siamo in grado di dedicare uno di questi dispositivi all'utilizzo sul loro sangue ed eseguire i test sotto la nostra cappa di biosicurezza", conclusi.

"Si, ma lavorare con l'Ebola non richiede un laboratorio di biosicurezza di livello 4?", chiese Oscar.

"Questo è vero se si fanno esperimenti direttamente con il virus. Noi dobbiamo solo cercare di contenere i microrganismi mentre eseguiamo analisi di base di laboratorio clinico", spiegò il Dr. Helman. "Ci sono solo alcuni laboratori con livello 4 di biosicurezza negli Stati Uniti, ma potenzialmente un paziente con infezione da Ebola può essere ricoverato in ogni ospedale".

"Noi non abbiamo un dispositivo point-of-care per l'ematologia", disse Oscar." "E non possiamo mettere questo strumento sotto cappa". Oscar lavorava nel nostro laboratorio di chimica dove i campioni vengono stappati e portati agli analizzatori da un nastro trasportatore. Le sue preoccupazioni riguardavano l'aerosol e i possibili schizzi di siero durante il processo di trasporto. Il Direttore della sezione di ematologia prese la parola: "Non dobbiamo rimuovere il tappo per nessuno dei nostri analizzatori ematologici. C'è una sonda che penetra attraverso il tappo di gomma e aspira il sangue direttamente dalla provetta originale di raccolta. In questo maniera l'esposizione al sangue è pressoché nulla".

"Vorrei che il nostro analizzatore di chimica facesse così", mi disse Oscar.

Mi sono spesso chiesto perché i produttori di strumenti per chimica clinica non offrano questa funzione: rappresenterebbe un vantaggio notevole e potrebbe rappresentare un'opzione competitiva. Nel corso degli anni, mi sono anche chiesto come mai gli analizzatori ematologici muovano i campioni da destra a sinistra, mentre gli strumenti di chimica li muovano nella direzione opposta. *"Credo che sia come la cerniera della giacca, dove il cursore si trova a destra per gli uomini e a sinistra per le donne"*, pensai tra me e me. Smisi di sognare ad occhi aperti e mi concentrai di nuovo sulla discussione in atto.

"Avremo bisogno di convalidare i test di chimica sui nostri dispositivi point-of-care", disse il Dr. Kastle rivolgendosi direttamente a me. "Noi utilizziamo questi dispositivi solo per la determinazione di sodio e potassio, non li utilizziamo per la misura dei gas nel sangue".

"Sarà costoso, perché i reagenti scadono dopo pochi mesi. Dovremo disfarcene e reintegrare le scorte periodicamente", dissi. "Potremmo spendere un sacco di soldi in preparazione di qualcosa che speriamo non debba accadere mai".

"Capisco che questo è il prezzo che potremmo dover pagare", osservò il Dr. Kastle. "Penso, però, che questa sia una buona alternativa, per fornire il servizio proteggendo, al contempo, il nostro personale nel miglior modo possibile".

Chiesi inoltre: "Come ci comportiamo con le trasfusioni di sangue? Potremmo fare a meno di eseguire la tipizzazione e trasfondere tutti con il gruppo 0 negativo?".

"Questa potrebbe essere una soluzione, pur riconoscendo che ci sono rischi per il ricevente, anche con l'uso di 0 negativo", commentò il Dott Kastle.

In seguito la discussione si spostò sullo smaltimento dei campioni e degli indumenti di protezione individuale contaminati. Eravamo tutti d'accordo che dovevano essere trattati con molta attenzione, inceneriti o immediatamente sterilizzati in autoclave. Questo procedimento dovrebbe evitare eventuali esposizioni accidentali da parte degli operatori del laboratorio.

Dopo l'incontro, mi fu assegnato il compito di validare i test point-of-care prima di renderli disponibili in caso di emergenza.

"Potrebbe anche essere utile individuare in ogni laboratorio il personale che si prende in carico la gestione di questi casi. Forniremo una formazione specifica e ci eserciteremo con le procedure da mettere in atto in caso di necessità", dissi. "Un approccio simile è stato preso alla Emory University, dove sono stati ricoverati molti pazienti esposti all'Ebola provenienti dall'Africa occidentale. Ci sono volontari?".

"Mi offro volontario, voglio essere una di queste persone", disse Oscar con orgoglio.

*

Hank si sentì male circa tre giorni dopo la sua visita allo zoo. Aveva la febbre, dolori addominali, vomito e diarrea. Qualche settimana prima della sua gita, si erano verificati a Monrovia i primi casi dell'epidemia di Ebola del 2014. Poiché Hank era allo zoo ed era affetto dalla sindrome di Down, i funzionari della sanità pubblica intervistarono i suoi insegnanti e compagni di classe. Controllarono l'elenco e videro che Hank era stato accoppiato con Alfred. Dopo averlo convinto che era solo per il bene di Hank, Alfred disse agli investigatori di aver visto Hank dare un morso ad una mela che aveva trovato per terra vicino alla gabbia del pipistrello. Alfred non aveva compreso la gravità di quanto era successo, ma gli investigatori ne rimasero inorriditi senza farlo intendere al ragazzo per non allarmarlo inutilmente.

"Siamo nei guai?", chiese.

"No, tutto sta andando per il meglio", disse il preside della scuola.

Il team di ricercatori andò allo zoo per esaminare l'esposizione degli animali. La gabbia dei pipistrelli era in rovina e c'era un buco vicino frutta alla quale i pipistrelli avevano accesso per cibarsi durante la notte. Tutti i pipistrelli furono sedati, e fu prelevato il loro sangue per verificare la presenza del virus Ebola. Molti di loro risultarono positivi, così tutti i pipistrelli furono eliminati. Il padiglione fu chiuso in attesa di una decontaminazione completa e la riparazione della struttura. Hank fu trasportato alla Emory University Hospital di Atlanta. Purtroppo, la sua infezione era progredita troppo, e fu il primo americano a morire a causa di una infezione da Ebola.

*

Nel momento in cui stiamo scrivendo, non sono stati registrati morti a causa del virus Ebola tra cittadini americani che vivono negli Stati Uniti. Questa storia mette in evidenza una delle possibili vie di trasmissione del virus. Si è ipotizzato che i pipistrelli possano veicolare il virus e infettare altri animali. Anche il consumo di carne di animali selvatici infetti può causare la trasmissione del virus Ebola. La carne di selvaggina può essere genericamente definita come la carne di animali africani, asiatici o sudamericani selvatici. Questa pratica ha portato ad una riduzione del numero di alcune specie fino quasi alla loro estinzione. Ci sono stati molti sforzi internazionali per vietare la pratica della caccia agli animali selvatici per procurarsi la loro carne, specialmente scimmie e gorilla. Tuttavia, il rispetto di queste leggi è difficile da ottenere nelle aree selvagge.

L'Ebola si trasmette da un essere umano ad un altro attraverso il contatto diretto di fluidi corporei (es. sangue, urina, sperma) contenenti il virus.

La fase d'incubazione, prima che il soggetto abbia qualche sintomo, dura tra i 2 e i 21 giorni. Fortunatamente, in questa fase l'individuo non è contagioso per gli altri. Al termine del trattamento, il paziente può ancora essere contagioso fino ad una settimana dopo.

Il virus produce una glicoproteina virale che altera le difese immunitarie. Questa proteina interferisce anche con la capacità dell'ospite di riconoscere il virus come estraneo. Nell'uomo l'infezione provoca un difetto nel processo di coagulazione. Come conseguenza, si hanno emorragie in siti differenti. La morte si verifica entro una o due settimane dopo la prima comparsa dei sintomi. Il tasso di mortalità è stato stimato essere tra il 50 e il 90%. Il trattamento è attualmente solo di supporto. Non esiste una cura anche se la FDA ha permesso l'uso di farmaci sperimentali che interferiscono con l'RNA. C'è stato un certo successo nello sviluppo di un vaccino nei primati. Tuttavia, l'immunizzazione richiede sei mesi e non serve durante un'infezione acuta. Si sta lavorando per sviluppare un vaccino che agisca più velocemente.

La maggior parte delle persone non è a conoscenza che l'assistenza sanitaria può essere un'occupazione a rischio molto elevato. Questo è particolarmente vero per i medici, gli infermieri, i terapisti pneumologi, gli addetti ai prelievi, gli assistenti del medico, ecc. che si prendono cura dei pazienti con malattie infettive. Anche il laboratorio clinico è vulnerabile in quanto il personale deve lavorare a contatto con fluidi corporei che possono essere infetti, come sangue ed urine. Proprio come un agente dell'FBI che indossa giubbotto antiproiettile, i tecnici di laboratorio devono indossare i dispositivi di protezione individuale. Ma, a differenza delle forze dell'ordine in cui una sparatoria è un evento palese, la trasmissione di un microbo è un evento impercettibile. Un'infezione potrebbe non manifestarsi per molti giorni o, addirittura, settimane dopo che si verifica. Quindi, si potrebbe anche non sapere di essere stati contagiati. E', perciò, evidente che i nostri tecnici di laboratorio sono coraggiosi tanto quanto gli agenti della polizia, solo che le loro storie non sono documentate dalla stampa, o raccontate al cinema.

Wanderer

Provenivano da tutti i ceti sociali. Molti di loro, nel periodo di vita antecedente, erano imprenditori di successo e avevano rinunciato a redditi a sei cifre per vivere lì. Alcuni erano venuti per motivi di salute. L'aria fresca della montagna e della foresta ripuliva i loro corpi dagli inquinanti della società moderna. Altri erano lì perché cercavano di nascondere un passato burrascoso: un matrimonio fallito o una tragedia in famiglia. Qualcuno aveva pure commesso un crimine e aveva bisogno di un rifugio sicuro dove la polizia non riuscisse a scovarlo. Quasi tutti vivevano lì perché desideravano avere una vita più semplice e perché volevano evitare lo stress della loro precedente esistenza. Non c'erano telefoni cellulari, computer, internet, televisione, radio, giornali o dispositivi elettronici di qualsiasi tipo. All'interno della comunità non vi erano differenziazioni: tutti godevano dello stesso status ed avevano un proprio lavoro da compiere. Per quanto possibile, coltivavano e mangiavano le proprie verdure. "Abbiamo praticato per anni l'agricoltura biologica prima che diventasse di moda altrove", dicevano alcuni di loro. I residenti allevavano anche animali da fattoria per il loro fabbisogno alimentare. La comunità viveva vicino a una sorgente di montagna che forniva una quantità pressoché illimitata di acqua dolce dove potevano essere pescati pesci in abbondante quantità. Alcuni di loro, con vocazione artistica, producevano oggetti di artigianato che venivano venduti agli estranei. Altri scolpivano figure d'arte moderna e tradizionale. Alcuni producevano mobili rustici, altri producevano giocattoli, bambole e aquiloni decorativi. I fondi raccolti da queste attività venivano messi in una cassa comune e utilizzati per acquistare strumenti, attrezzature solide, materiale scolastico e per costruire edifici.

Tutti gli adulti avevano la responsabilità di crescere i figli. I genitori si alternavano nell'insegnamento ai bambini presso la loro scuola. Oltre alla consueta lettura, scrittura, e matematica, l'attenzione era posta sulla natura e sull'ambiente circostante, con un'enfasi particolare sull'ecologia e sulla tutela dell'ambiente. C'erano molte opportunità per praticare l'educazione fisica. Durante i mesi estivi, era facoltativo vestirsi, sia per i bambini sia per gli adulti, anche se non era una vera colonia nudista. Imperfetti com'erano, non provavano vergogna nell'esporre il proprio corpo. Vivevano tutti assieme in questa unica e particolare comunità che si chiamava Fruitvale Commune.

*

Mars e Tulip erano nati e vissuti per tutta la loro vita a Fruitvale. I loro genitori avevano dimenticato i loro cognomi, in quanto ritenuti superflui nella Comune. I genitori di Mars furono tra i "padri fondatori" della Comunità, formata poco dopo il Festival di Woodstock a New York. A Fruitvale non esistevano matrimoni formali; le coppie si mettevano assieme e si lasciavano, proprio come le famiglie tradizionali. Mars e Tulip avevano la stessa età ed erano inseparabili fin da piccoli. Rappresentavano qualcosa di unico nella Comune poiché erano strettamente monogami. Tulip diede alla luce il loro bambino all'incirca quando entrambi erano sulla trentina. A Fruitvale c'erano delle ostetriche che aiutavano le madri a partorire i loro figli senza bisogno di ospedali, di medici o anestesisti. Quando nacque il bambino, un maschietto, la coppia lo chiamò "Wanderer" (vagabondo).

Durante la sua infanzia, Wanderer divenne coerente con il suo nome. A 10 anni, era normale per lui correre nel bosco con gli altri bambini o rimanere da solo per ore intere. Il Fruitvale Commune era abbastanza isolato dal resto del mondo, e come tale, era in gran parte al sicuro. Non c'erano state segnalazioni di reati gravi o rapimenti di bambini. Tulip e Mars lasciavano Wanderer da solo per permettergli di conoscere e comunicare con la natura. Un giorno, nei primi anni della sua adolescenza, Wanderer si accorse di avere un insetto attaccato all'interno della parte superiore della coscia accanto allo scroto mentre stava andando alla ricerca di frutti di bosco. Wanderer non sentì alcun dolore o fastidio. Se ne accorse solo perché era nudo, e l'insetto nero spiccava contro la sua pelle bianca. Con il suo dito schiacciò a morte la bestiola prima di rimuoverla; poco dopo, iniziò pentirsi di essere stato così crudele con una delle creature di Dio e sentì crescere in lui un profondo dispiacere.

Nel giro di pochi giorni, sulla pelle di Wanderer si formò un'eruzione cutanea. Non era la prima volta che il ragazzo vedeva qualcosa di simile perché, mentre era nel bosco, si era spesso graffiato con l'edera velenosa, la quercia, ed il sommacco. Inoltre, era stato punto più volte da insetti diversi, ma questa eruzione era insolita. C'era un cerchio rosso interno al centro, proprio dove era stato punto; inoltre c'era un secondo anello rosso periferico che circondava il cerchio interno. Sembrava il disegno di un occhio di bue. Quando tornò a casa, lo mostrò a uno dei ragazzi più grandi che lo canzonò dicendo: "L'hai preso al 'Bersaglio'"?. Il commento era appropriato perché l'eruzione assomigliava proprio al logo del grande magazzino, ma Wanderer che non era mai stato in città, non poté capire il significato della frase.

Pochi giorni dopo, Wanderer notò un rilevante rigonfiamento del suo scroto. In un primo momento, lo tenne nascosto ai suoi genitori indossando un perizoma. I suoi genitori non commentarono questo cambiamento del suo comportamento. Più tardi, cominciò ad avvertire dei sintomi simil-influenzali. Aveva febbre, brividi, e sentiva dolore in tutte le parti del corpo. In poco tempo la sua salute peggiorò e rimase a letto per diversi giorni. Prima di questo episodio, Wanderer aveva sempre goduto di ottima salute. I membri della Comune sostenevano con forza che vivere in campagna li rendeva robusti. Wanderer sentiva dire dai suoi genitori che "l'assenza di prodotti chimici e inquinanti ci rende forti". Questa dichiarazione era ipocrita perché molte persone nella Comune fumavano regolarmente sigarette e marijuana coltivata nelle proprie aziende agricole, esponendo, pertanto, gli altri componenti al fumo passivo. La buona salute dei residenti, in realtà, era legata alle condizioni di vita in un ambiente non sterile che li esponeva a una grande varietà di antigeni naturali provocando, così, un rafforzamento del loro sistema immunitario.

Nei mesi successivi le condizioni di salute di Wanderer peggiorarono ulteriormente. Cominciò a manifestare sintomi neurologici con compromissione della funzione motoria. Nella comunità non viveva alcun medico. Una delle donne, prima di entrare nella Comune aveva lavorato come infermiera, ed era considerata l'esperta in medicina. Disse a Wanderer di bere molta acqua e rimanere a letto a riposo. Gli fu data zuppa di pollo fatta in casa e gli fu detto di indossare una collana di aglio. Nessuna di queste misure servì a migliorare la sua salute. Fu colpito da una paralisi al lato sinistro del viso conseguente alla disfunzione di uno dei suoi nervi cranici. A quel punto, i genitori di Wanderer ritennero che fosse arrivato il momento di cercare l'aiuto di un medico tradizionale. Wanderer fu portato all'ospedale locale più vicino alla Fruitvale Commune e fu ricoverato con la diagnosi di "febbre di origine sconosciuta".

Il Dr. William Branford era il pediatra generalista che lo prese in carico. Lui e alcuni componenti del suo staff medico si riunirono intorno al letto di Wanderer per discutere il caso. Uno di loro chiese al Dr. Branford perché Wanderer sembrava avesse la paralisi di Bell.

"La paralisi di Bell può avere eziologie diverse", disse loro il Dr. Branford. "Può essere causata da ictus, diabete, tumore al cervello o trauma cranico. La TAC alla testa è risultata negativa per tumore o emorragia. Dato che nessuna delle altre eziologie è emersa dall'anamnesi raccolta dal paziente e dai suoi genitori, abbiamo bisogno di indagare la possibile origine della malattia infettiva. Le infezioni importanti che possono produrre la paralisi di Bell sono l'herpes zoster, la meningite virale, la malattia di Lyme, e in misura minore, il virus dell'immunodeficienza umana (HIV). Ho fatto un esame approfondito del corpo di Mr. Wanderer, dalla cavità orale e ai genitali, e non ho trovato lesioni. Ho anche chiesto se avesse ricevuto qualche puntura d'insetto ma ha negato di averne avute. Il sospetto diagnostico è ora la meningite perché vive in una comunità a stretto contatto con gli altri residenti. Invieremo il sangue al laboratorio per i test sierologici necessari".

Il sangue fu inviato al laboratorio per la rilevazione degli anticorpi diretti verso diverse malattie infettive, quali herpes, HIV, epatite A, B e C, e la malattia di Lyme. Fu anche richiesto un esame colturale del sangue per evidenziare l'eventuale presenza di batteri. Tutti questi test risultarono negativi. Fu eseguita una puntura lombare mediante l'inserimento di un lungo ago direttamente nel midollo spinale di Wanderer. Una piccola quantità di liquido cerebrospinale fu prelevata e inviata al laboratorio per il dosaggio del glucosio e delle proteine e per l'esame colturale con l'obiettivo di rilevare la presenza di meningite batterica. Anche questi esami risultarono normali. Il Dr. Bransford era sconcertato: "Abbiamo richiesto una vasta gamma di esami che potevano rivelare la causa dell'infezione e siamo rimasti a mani vuote. Forse ha appena avuto una virosi influenzale". Wanderer fu trattato con farmaci anti influenzali, tra cui un analgesico, un antistaminico e un decongestionante.

La paralisi parziale al volto di Wanderer si risolse nei giorni successivi; fu dimesso dall'ospedale e affidato ai suoi genitori. Wanderer si sentiva meglio, ma questa situazione non durò a lungo. Circa un mese dopo la sua dimissione dall'ospedale, ebbe un peggioramento dei sintomi neurologici. Questa volta fu portato al General Hospital dove fu consultato uno specialista in malattie infettive. Il Dr. Chip Bass rivide la storia clinica e i precedenti risultati di laboratorio, e sottopose Wanderer ad un esame obiettivo completo. Vide una zona arrossata sulla coscia e chiese a Wanderer che cosa fosse. Anche se il ragazzo durante il precedente ricovero aveva negato qualsiasi puntura di insetti, questa volta rivelò che era stato punto sulla gamba.

"Perché non l'hai detto agli altri medici, quando ti hanno visitato la volta scorsa?", chiese il Dr. Bass.

"Stavo camminando nudo nei boschi, in quel momento. La puntura era nella parte alta della mia gamba. La gente del mio villaggio mi aveva ammonito di non far sapere della nostra nudità agli estranei, perché non è accettata nella vostra società".

Il Dr. Bass prelevò alcuni campioni di sangue e li mandò al nostro laboratorio del General Hospital. Sapendo che i tradizionali test anticorpali erano risultati negativi per tutti i virus comuni, questa volta, il Dr. Bass chiese un ulteriore analisi conosciuta come Western Blot. Questo è un test che ricerca nel sangue la presenza di anticorpi specifici diretti contro le proteine batteriche. Fu anche richiesta una reazione a catena della polimerasi o "PCR", una procedura complementare al Western Blot. Si tratta di un test che evidenzia la presenza di frammenti di DNA del virus stesso. Il test PCR risultò negativo indicando che non era in atto alcuna infezione virale o che le particelle del virus non erano più presenti nel suo corpo. Tuttavia, il Western Blot mostrò la presenza degli anticorpi che il corpo di Wanderer aveva prodotto per combattere la sua infezione. Questo dato, assieme alla sintomatologia, portò a definire la diagnosi e, cioè, che Wanderer era affetto dalla malattia di Lyme in fase cronica allo stadio 3. Fu trattato con antibiotici appropriati, tra cui doxiciclina e amoxicillina, e mandato a casa a Fruitvale. Il Dr Bass pensò: *"Avrebbe dovuto essere diagnosticato quando fu visto la prima volta e trattato subito con questi farmaci"*.

Wanderer soffrì della malattia di Lyme per molti anni.

Periodicamente avvertiva dolori alle articolazioni che limitavano gran parte della sua attività fisica. All'età di 15 anni, gli furono prescritti farmaci per trattare l'artrite reumatoide, e le sue passeggiate nei boschi diventarono sempre meno frequenti. Wanderer lamentava anche mal di testa e problemi di sonno. Tulip notò che Wanderer, che era molto allegro da bambino, andava incontro a sbalzi d'umore drammatici. Come conseguenza dei suoi problemi di salute, Tulip viziava Wanderer, in quanto era il suo unico figlio. Mars, invece, riteneva che il ragazzo potesse badare a se stesso. La coppia litigava regolarmente per questo problema che, alla fine, portò alla loro separazione. Mars si mise insieme con una donna di dieci anni più giovane.

Quando Wanderer raggiunse l'età di 21 anni, lasciò Fruitvale: Tulip rimase distrutta dalla sua partenza. Cercò di arruolarsi nell'esercito ma non superò l'esame fisico. Trovò, quindi, lavoro in città, come insegnante di sostegno in una scuola elementare. Per non spaventare i bambini, Wanderer cambiò il suo nome di battesimo in Perry, e il suo cognome in Cain ossia Caino, che fu esiliato dopo aver ucciso suo fratello. Perry Cain si sentiva come se fosse stato esiliato dalla vita e dalla salute che aveva conosciuto da bambino.

*

Negli Stati Uniti, la malattia di Lyme è causata da un'infezione da Borrelia bungdorferi, *che prende il nome dal Dr. Willy Burgdorfer, il primo ricercatore che riuscì ad identificare il microorganismo. La malattia di Lyme ha preso il nome dalle città di Lyme e Old Lyme nel Connecticut dove, nel 1975, sono stati identificati i primi casi. Il collegamento tra le zecche dei cervi e la malattia di Lyme è stato scoperto nel 1981. Io ero un ricercatore post-dottorato nel laboratorio di chimica* clinica presso l'Hartford Hospital, quando si verificò il primo caso. A dieci anni di distanza, avevamo visto moltissimi casi; anche alcuni dei miei colleghi hanno contratto questa infezione.

L'incidenza di questa infezione nel nord-est e lungo la costa atlantica degli Stati Uniti, varia da 40 a 80 casi per 100.000 abitanti. La malattia di Lyme, partita da ovest, si è poi diffusa in tutto il Paese con punte significative in California ed in tutto il mondo, soprattutto in Europa e in Asia, dove le specie B. afzelii e B. garinii sono le più frequenti. Visti i problemi di diagnosi, come l'assenza di un esame del sangue efficace a fini di screening, si stima che la reale incidenza della malattia di Lyme sia 10 volte superiore a quella che viene riportata nella letteratura. Fortunatamente la morte da malattia di Lyme è piuttosto rara.

La Borrelia viene trasmessa all'uomo tramite il morso di una zecca dei cervi infetti che fungono da serbatoio della Borrelia. La fase di ninfa della zecca è la più contagiosa. Queste zecche sono difficili da visualizzare e da localizzare perché hanno approssimativamente le dimensioni di un seme di papavero. In circa l'80% dei casi, sul sito della puntura di zecca si forma un'eruzione cutanea. Quando presente, l'eruzione assomiglia al centro di un bersaglio. Eruzioni cutanee, comunque, possono apparire anche su altre parti del corpo. La malattia di Lyme può essere trattata con successo con gli antibiotici, se somministrati durante la fase iniziale dell'infezione. Se non curata adeguatamente come nel caso di Wanderer, i sintomi cronici possono persistere per molti anni. Al momento non ci sono vaccini disponibili.

Il test sierologico per la malattia di Lyme non è sufficientemente accurato, con una sensibilità del 50-60%, ovvero leggermente migliore del lancio di una monetina. Risultati falsamente negativi possono verificarsi se il sangue viene analizzato prima che si sviluppino anticorpi, o nel caso di trattamenti terapeutici molto precoci. La Borrelia è molto difficile da coltivare in laboratorio; pertanto va esclusa tale possibilità. Attualmente, il test di laboratorio più efficace per confermare la diagnosi della malattia di Lyme è l'uso del Western Blot o della PCR, anche se le prestazioni del test dipendono dallo stadio della malattia e dal tipo di campione esaminato. I test possono essere eseguiti anche sulle zecche per determinare se l'insetto incriminato è stato infettato da Borrelia. Wanderer non conservò la zecca che l'aveva infettato e, quindi, non fu possibile eseguire il test sulla stessa.

La Fruitvale Community negò al Dipartimento di Sanità Pubblica l'autorizzazione a visitare le loro proprietà alla ricerca di zecche dei cervi infettate con Borrelia. Una ricerca nella zona circostante si rivelò negativa per zecche infette. Il Dipartimento avvisò i residenti di Fruitvale riguardo il rischio della malattia di Lyme. Poiché il test di laboratorio utilizzato inizialmente su Wanderer aveva dato un risultato falsamente negativo, la sua malattia fu diagnosticata e trattata in modo inappropriato. Quando gli furono somministrati gli antibiotici, la sua patologia era già progredita, e Wanderer aveva subito effetti dell'infezione più gravi del dovuto. La lezione che Wanderer imparò nel peggiore dei modi fu quella di non andare mai nudi alla ricerca di cibo nei boschi.

Esame a Fresco

****

Carla completò il suo percorso formativo di tecnico di laboratorio clinico a Kansas City, nel Missouri. Pochi mesi prima di laurearsi, il marito ottenne un posto di lavoro presso una start-up della Silicon Valley. Entrambi erano entusiasti di andare a vivere nella West Coast dove la temperatura è sempre mite e ci sono pochissime zanzare. Carla si rese conto durante il suo stage in un ospedale privato di Kansas City che la microbiologia era la sua specialità preferita e, quando ottenne l'abilitazione ad esercitare in California, fu assunta nel nostro laboratorio di microbiologia presso il General Hospital.

Carla fu formata in tutti i settori del laboratorio. Anche se durante il suo stage aveva acquisito esperienza con la maggior parte delle tecniche, il campo applicativo dei test e le problematiche di microbiologia clinica che si osservano in California sono differenti da quelli che si vedono nel Midwest. Verso la fine del suo programma di addestramento, Carla fu assegnata al settore "uova, cisti e parassiti", ossia l'esame di campioni di feci per la ricerca di parassiti che infestano il tratto intestinale.

"Quand'ero a Kansas City, ho visto solo raramente un risultato positivo", commentò Clara discutendo con Clancy, che quel giorno era stata incaricata di seguirla come tutore. Clancy lavorava nel nostro laboratorio da oltre 20 anni e aveva visto di tutto. "A Kansas City non vedevamo viaggiatori provenienti da paesi del terzo mondo", aggiunse.

Carla sapeva che le infestazioni parassitarie avvengono in condizioni di vita sovraffollate e con scarsa igiene. "*Aspetta e vedrai*", pensò Clancy.

Consuela, un'altra giovane tecnica, era stata incaricata di andare sul retro del laboratorio dove erano conservati i campioni di feci. Recuperò i campioni che erano stati esaminati quella settimana. C'erano tre campioni conservati a temperatura ambiente, che erano stati raccolti dallo stesso paziente in giorni consecutivi. Clancy chiese a Carla di esaminare i campioni visivamente e preparare un vetrino per l'esame microscopico diretto "a fresco" per ognuno dei campioni, seguendo le procedure operative del laboratorio, e di esaminarli al microscopio ottico. Era una test per valutare la preparazione di Carla e la sua competenza nell'interpretazione.

Carla, dopo aver indossato il camice, il grembiule, i guanti e gli occhiali di protezione, prese i campioni da Clancy e si avvicinò alla cappa dedicata agli esami di microbiologia. Ogni campione di feci era conservato in un grande contenitore che sembrava un barattolo di vernice. Carla aprì attentamente il barattolo ed esaminò visivamente il campione. Le feci contenevano particelle sciolte in una matrice acquosa. Carla non era esposta alle esalazioni provenienti dal campione, perché l'odore era trattenuto all'interno della cappa di biosicurezza e veniva espulso attraverso lo scarico. L'esame delle feci è spesso sgradevole e non tutti i tecnici vogliono effettuarlo; tuttavia Carla era consapevole che quella esercitazione rappresentava un esame importante per lei e non volle sottrarvisi. Clancy rimase colpita dall'entusiasmo e dalla professionalità di Carla.

Carla tirò fuori una bottiglia di soluzione salina e, con un contagocce, mise una goccia di liquido su un vetrino portaoggetti da microscopio. Poi prese un tampone pulito, lo impregnò nel campione di feci e lo mescolò con la soluzione salina presente sul vetrino; infine coprì il tutto con un vetrino copri oggetto. Carla poi mise il vetrino sul tavolino del microscopio a due teste, accese la lampada e iniziò a guardare l'immagine, prima a basso ingrandimento (10x) e poi a una risoluzione maggiore (40x). Usando l'apposita manopola mise a fuoco il campione, spostò la slitta a destra e a sinistra e in su e in giù sperando di vedere qualcosa di significativo. Clancy era in piedi dietro Carla per osservare la sua allieva. Carla pensò: *"Ci deve essere qualcosa in questo preparato, altrimenti Clancy non starebbe in piedi dietro di me"*. Non vedendo alcunché in quel vetrino, Carla lo mise da parte, e tirò fuori un altro vetrino pulito dalla scatola. Il fatto che il primo campione fosse negativo non escludeva un risultato positivo in uno degli altri due campioni. Dopo 20 minuti di ricerca negativa, Carla recuperò il campione del secondo giorno e ripeté il processo. Di nuovo, dopo altri 20 minuti di osservazione non vide ancora nulla. Allora recuperò il terzo dei tre campioni e preparò l'esame a fresco. A quel punto, altri tecnici, che erano a conoscenza dell'esercitazione che Clancy aveva previsto, stavano osservando Carla dalle loro postazioni. La perseveranza è indice di qualità per un laboratorista clinico, particolarmente nel settore della microbiologia.

Carla, ad un certo punto, si era fatta la convinzione che il campione era privo di qualsiasi materiale patogeno ed era sul punto di fermarsi quando finalmente lo vide. Non riusciva a credere ai suoi occhi. Non lo aveva mai visto prima durante la sua formazione, ma solamente nei libri di testo. Mosse la slitta avanti e indietro mentre continuava a guardare al microscopio, per osservarlo da ogni angolo. Era vivo e si muoveva lentamente! Passò all'obiettivo 40x, ad alta risoluzione, per avere una visuale migliore. Non riusciva a distogliere lo sguardo dal campo microscopico e, in quei pochi minuti, la sua mente fu completamente assorbita. Sentì una fitta alla schiena perché era stata seduta ricurva sul microscopio per molto tempo, ma non si distrasse. Quando finalmente finì, rimase seduta sulla sedia e disse "Oh, wow!", mentre stava ancora guardando il microscopio. Poi alzò gli occhi e vide che la maggior parte degli altri tecnici di laboratorio aveva interrotto la propria attività e si era riunita intorno a lei. Erano tutti in silenzio e la guardavano. Forse anche loro avevano provato la stessa emozione la prima volta che lo avevano visto. Carla non li aveva sentiti arrivare, e mentre si guardava attorno, rimase sorpresa. Clancy batté lentamente le mani, e gli altri tecnici iniziarono a fare lo stesso gesto. Ero nel mio ufficio e misi fuori la testa per capire a cosa fosse dovuto tutto quel trambusto. Carla era imbarazzata per l'attenzione che si era concentrata su di lei ed arrossì, ma sapeva di aver superato la prova: sarebbe diventata uno di loro. Carla non vedeva l'ora di raccontare al marito la sua esperienza. Lui, però, benché fosse felice per il suo successo, non voleva sentire troppi dettagli "sporchi", tipici della vita di un microbiologo clinico.

*

Rahul e Janet erano entrambi laureandi in assistenza

sociale nello stesso college e si erano conosciuti da matricole. Rahul era innamorato di Janet e sperava di poter mettersi assieme a lei, ma Janet voleva mantenere una relazione platonica e non impegnativa. Rahul si accontentava, così, di essere suo amico e compagno di studi.

Il programma di formazione del dipartimento offriva uno "studio all'estero" facoltativo durante il quale gli studenti potevano ottenere crediti formativi lavorando come consulenti in un paese del terzo mondo. La scuola aveva stabilito rapporti con diversi paesi in Africa e nel Sud-Est asiatico. Durante il semestre primaverile del suo terzo anno, Janet firmò per il programma di scambio in un piccolo villaggio nelle Filippine.

Il suo compito era quello di conoscere la cultura del luogo, e lavorare con i bambini della scuola del villaggio ed i loro insegnanti. Quando Rahul scoprì che Janet avrebbe partecipato a quel programma, s'iscrisse anche lui, nella speranza di stringere un legame più intimo con lei perché sarebbe stato l'unico ragazzo della sua età; inoltre lei avrebbe potuto cercare conforto in qualcuno che conosceva già mentre era in un paese straniero. Qualsiasi fosse la ragione, il piano di Rahul funzionò. Nel giro di poche settimane dal loro arrivo nell'isola, Janet strinse un legame sempre più intenso con Rahul e la loro amicizia sbocciò in una storia d'amore. Durante il loro tempo libero, andavano a passeggiare insieme tenendosi per mano e si baciavano quando nessuno li poteva vedere. Due giorni prima della fine del programma, Rahul fece la sua mossa. "*Ora o mai più*", pensò tra sè. Avevano un pomeriggio libero e Rahul suggerì di andare a nuotare in un fiume che avevano scoperto durante una delle loro passeggiate.

"Non ho portato nessun costume da bagno", disse Janet.

"Nemmeno io", rispose Rahul. "Ma non c'è nessuno in giro. Possiamo fare il bagno nudi". Presero alcuni asciugamani e si diressero verso il fiume.

Giunti sul posto, Janet, mentre si stava togliendo i vestiti, disse a Rahul: "Girati, per favore. Non sbirciare".

Rahul accettò con riluttanza. Janet si spogliò ed entrò nell'acqua calda. Rahul saltò dentro un minuto più tardi, a piedi uniti, le ginocchia al petto, facendo un grande rumore e sollevando un mare di acqua. I due nuotarono e si tuffarono nel fiume per quasi un'ora. Quello che non sapevano era che a monte, gli abitanti del villaggio usavano il fiume come via principale per lo smaltimento dei rifiuti. Quando uscirono fuori dal fiume, si sentirono puliti e rinfrescati. Tornarono al villaggio, fecero una doccia e fecero l'amore per la prima volta. Rahul aveva portato i preservativi nella speranza che arrivasse quel momento.

Alla fine della settimana, il programma finì e Rahul volò di nuovo negli Stati Uniti. Era il periodo della loro pausa estiva. Rahul lavorava in un laboratorio di ricerca nel campus; al suo rientro, fu sottoposto a un controllo medico di routine. Rahul non accusava alcun disturbo fisico e gli fu rilasciato un certificato di buona salute.

Janet si organizzò per rimanere altri tre mesi nelle Filippine. Ottenne un lavoro come insegnante di lingua inglese per gli studenti del liceo. Quattro settimane dopo la partenza di Rahul, Janet accusò forti dolori addominali. Non riusciva a stare in piedi ed era piegata in due dal male; subito dopo iniziò ad avere una diarrea sanguinolenta ed acquosa. Gli abitanti del villaggio pensarono si trattasse di un'intossicazione alimentare e che i suoi sintomi sarebbero passati con il riposo. Ma i suoi sintomi non regredirono per cui fu inviata a Manila dove i medici sospettarono un'infezione parassitaria. Fu curata con metronidazolo, un antibiotico usato per il trattamento di alcune infezioni parassitarie. Quando si stabilizzò, fu fatta salire su un volo aereo per rientrare negli Stati Uniti.

Janet aveva ricevuto dai medici filippini un certificato nel quale era riportato che era affetta da una malattia gastrointestinale, ma che non era una malattia trasmissibile per via aerea né contagiosa. La compagnia aerea le assegnò un posto accanto al bagno dell'aereo. Fu un viaggio lungo e difficile per Janet che passò la maggior parte del tempo lamentandosi e gemendo seduta sul water. Per fortuna, il rumore dell'aereo sovrastava le sue grida. I passeggeri seduti accanto a lei indossavano le cuffie anti-rumore e la ignorarono durante tutto il volo. Quando raggiunse gli Stati Uniti, fu portata al General Hospital.

I campioni di feci di Janet furono raccolti durante tutto il periodo del suo ricovero in ospedale. Il laboratorio di microbiologia clinica eseguì un'analisi microscopica sulle feci di Janet. Il referto fu positivo per trofozoita e cisti dell'*Entamoeba histolytica*. Janet fu visitata dal Dr. Harrison Schaudinn, uno specialista di malattie infettive, che le fece una serie di domande per capire come avesse potuto infettarsi.

"Hai bevuto dell'acqua che poteva essere stata contaminata?", le chiese.

"Siamo stati addestrati per evitare di consumare l'acqua non trattata o non bollita. Abbiamo frequentato una lezione sulla diarrea del viaggiatore e la scuola ci ha fornito acqua in bottiglia.

Abbiamo evitato di mangiare frutta e verdura fresca, perché potevano essere state pulite con l'acqua sporca", spiegò Janet. "Ci hanno anche detto che la scarsa igiene può causare infezioni, per cui sono stata molto attenta nei contatti fisici con gli abitanti del villaggio. Sono vissuta lì per diversi mesi e non ho mai avuto problemi".

"La Vendetta di Montezuma è in genere causata da un'infezione batterica come *E. coli* o *Salmonella*", osservò il Dr. Schaudinn, riferendosi al commento di Janet circa la diarrea del viaggiatore. "Hai un parassita. Hai nuotato mentre eri lì?", chiese il Dr. Schaudinn.

"C'è stata una volta in cui il mio collega Rahul ed io siamo andati a nuotare in un fiume. Sembrava pulito, e quindi non mi sono fatta problemi. Sono rimasta in contatto con il mio amico dopo il suo ritorno e lui non ha avuto alcun problema", disse Janet. Non aveva, però, riferito al medico di aver fatto il bagno nuda. Poi le passò per la mente un improvviso, orribile pensiero: "*Che sia stata infettata attraverso la via vaginale?*"

Il Dr. Schaudinn continuò: "Le infezioni da Ameba avvengono attraverso l'esposizione orale". Questa informazione le diede un certo sollievo; non si era infettata attraverso la vagina, l'uretra, o la via anale. "La maggior parte delle infezioni da ameba è asintomatica. Queste infezioni possono rimanere dormienti nell'ospite per molti anni. E' possibile che anche il tuo amico sia infetto e non lo sappia. Dai all'infermiera le informazioni per rintracciarlo all'università e noi verificheremo con il suo medico. É' possibile che tu abbia accidentalmente bevuto un po' dell'acqua del fiume?".

"Sì, in effetti quando Rahul si tuffò, mi ricordo che un po' d'acqua mi finì in bocca", rivelò Janet.

"Molti villaggi usano fiumi e torrenti per la fognatura. Questa potrebbe essere stata la via d'infezione".

"Mi sento molto meglio ora", disse Janet. Era stata ricoverata in ospedale per molti giorni ed aggiunse: "Quando posso tornare a casa?".

"Poiché la tua diarrea è sanguinolenta, temiamo che tu abbia delle ulcere nell'intestino. Se l'ameba è entrata in circolazione nel sangue, può dare altre complicazioni, come ascessi epatici. Faremo alcuni esami di approfondimento", disse il Dr. Schaudinn.

Il sangue fu prelevato da Janet e testato per gli anticorpi contro l'infezione. Quando i referti confermarono la positività, il Dr. Schaudinn ebbe la riprova della sua ipotesi: l'infezione era passata nel sangue. Fu eseguita una TAC addominale che dimostrò la presenza di ascessi epatici, ossia cavità riempite di pus. Il liquido dell'ascesso fu drenato dal suo fegato e le furono somministrati antibiotici.

"Sei fortunata a poter rientrare a casa", le disse il Dr. Schaudinn al momento della sua dimissione dall'ospedale, dopo una settimana. "Gli ascessi epatici sono fatali se mal diagnosticati e non trattati".

Janet tornò a scuola per il suo ultimo anno e Rahul risultò negativo all'esame per i parassiti. Gli fu detto, tuttavia, che poteva avere delle cisti dormienti che avrebbero potuto diventare sintomatiche anche molti anni dopo. Sebbene Janet non avesse mai incolpato Rahul per la sua infezione, il loro rapporto si interruppe. Lei voleva andare avanti con la sua carriera, e incontrare Rahul le faceva tornare in mente la sgradevole conclusione del suo periodo di studio all'estero.

*

L'amebiasi è un'infezione causata dalla ameba Entamoeba histolytica. *Circa 50 milioni di persone nel mondo sono infette, soprattutto nei Paesi con clima caldo. Ogni anno si osservano circa 50.000 decessi. Un individuo con amebiasi produce delle cisti che sono escrete nelle feci. Queste cisti sopravvivono per diversi mesi al di fuori dell'ospite e possono essere trasmesse all'uomo attraverso l'ingestione orale, solitamente, di acqua contaminata. Le cisti sono più stabili in acqua calda. Una volta nel corpo, nel tratto digestivo le cisti subiscono un'excistazione, un processo attraverso il quale si formano i trofozoiti, forma attiva delle amebe. Nella maggior parte dei casi, l'ameba vive come un parassita commensale nell'intestino, e sopravvive assimilando il cibo consumato dall'individuo senza danneggiare i tessuti e gli organi ospitanti. I trofozoiti formano le cisti tramite un processo di incistazione, e queste vengono escrete con le feci, completando così il ciclo di vita dell'ameba. Quando i trofozoiti invadono la mucosa intestinale, rilasciano enzimi digestivi che degradano le membrane delle cellule e le proteine, permettendo a questi organismi di entrare in circolo e diffondersi in altri organi. Il fegato è l'organo più frequentemente colpito, ma si possono avere lesioni al cervello, ai polmoni e anche alla milza.*

*Il laboratorio di microbiologia del nostro Ospedale riuscì a scoprire la presenza dell'*Entamoeba histolytical *in uno dei campioni di feci acquose di Janet. Fu anche in grado di documentare, all'esame microscopico, le cisti dormienti. Carla fu messa nella condizione di osservare un risultato positivo dal vivo, un'esperienza che non avrebbe mai dimenticato. Il test sierologicio per la ricerca degli anticorpi anti-amebe fu eseguito in un laboratorio di riferimento e non nel laboratorio di microbiologia, perché questa infezione non è comune negli Stati Uniti.*

Oggi, i test molecolari che rilevano il DNA delle amebe nelle feci sono disponibili, ma non hanno un uso diffuso.

I focolai d'Ameba sono rari negli Stati Uniti grazie alle buone pratiche igieniche. Tuttavia, nel 1933 durante la World's Fair a Chicago, ci furono 1.000 casi con 58 decessi provocati da contaminazione dell'acqua dovuta ad un impianto idraulico difettoso. Nel 2013, nell'Oakland Coliseum, dove Oakland A e Raiders avevano giocato le loro partite in casa, un altro impianto idraulico difettoso portò alla contaminazione fecale dell'acqua ma, per fortuna, nessuno si ammalò.

Perché lei non era presente

Marla Evans aveva insegnato nello stesso distretto scolastico per oltre 30 anni e non si era mai sposata. Subito dopo la laurea, sua madre si ammalò e Marla, piuttosto che trasferirla in una casa di cura, decise di rimanere a casa con lei per prendersene cura. Quando sua madre morì, Marla aveva quasi 40 anni. Le opportunità di sposarsi erano ormai tramontate e, così, decise di dedicarsi all'insegnamento. Insegnò ai bambini delle scuole materne per otto anni, ma si stancò dell'attività di "babysitteraggio" che è tipico dell'insegnamento nella scuola materna: voleva qualcosa di più impegnativo dal punto di vista accademico. Si iscrisse ad una scuola serale per ottenere una laurea specialistica in biochimica. Subito dopo, iniziò ad insegnare chimica agli studenti degli ultimi due anni delle scuole superiori.

Marla andava particolarmente orgogliosa del numero di suoi ex allievi che avevano ottenuto una laurea in medicina. Molti di loro raccontavano che erano stati i suoi insegnamenti ed il suo entusiasmo a convincerli ad entrare nel mondo della scienza e della medicina. Su invito di Marla, alcuni di loro erano tornati al liceo durante la "Giornata delle Professioni" per raccontare agli studenti cosa significasse essere un medico. Queste visite avevano contribuito a stimolare i suoi studenti a considerare la medicina come una professione da tenere in considerazione.

Uno dei suoi ex studenti era diventato un patologo: portò il fegato scuro e raggrinzito di un paziente che era morto di cirrosi per mostrarlo agli studenti. Il paziente aveva una lunga storia di abuso di alcool. I ragazzi rimasero disgustati alla vista di questo fegato, esattamente come Marla avrebbe voluto. Un altro ex studente era un ricercatore; ospitò i ragazzi nel suo laboratorio di ricerca durante l'estate in modo che potessero imparare come clonare i geni. Un terzo ex studente era diventato un chirurgo maxillo-facciale. Aveva praticato la professione anche in Honduras per l'organizzazione "Medici Senza Frontiere", e mostrò le immagini di bambini prima e dopo l'intervento chirurgico di ricostruzione del labbro leporino, effettuato dal suo team.

*

Durante la pausa invernale nel mese di gennaio, Marla iniziò a soffrire di tosse ricorrente e gli attacchi persistettero per gran parte del mese di febbraio. Dato che non migliorava, si decise a farsi vedere dal suo medico di famiglia. Le fu chiesto di raccogliere alcuni campioni di espettorato in appositi contenitori. Erano tutti campioni mucosi e dall'aspetto chiaro. I contenitori furono ricoperti, sigillati e inviati al Rely Reference Laboratory per eseguire l'esame colturale dell'espettorato per la ricerca di un particolare tipo di organismo chiamato *Mycobacterium*. Marla fece anche una radiografia del torace che non rivelò anomalie specifiche. La donna disse al medico che non aveva effettuato viaggi all'estero in zone dove la tubercolosi è endemica.

Una settimana dopo, il primo dei campioni di espettorato risultò positivo per il *Mycobacterium tuberculosis*. Nonostante il fatto che gli altri test di Marla per la tubercolosi, tra cui il test cutaneo (intradermoreazione alla tubercolina, PPD) e un nuovo test chiamato QuantiFERON, fossero risultati negativi, il laboratorio fu obbligato a riferire il risultato al Dipartimento di Sanità pubblica, o DPH, che inviò un infermiere specializzato in malattie infettive per esaminare l'appartamento di Marla. L'infermiere non trovò nulla di insolito. Tuttavia, i risultati positivi dell'esame colturale dell'espettorato, segnalati al DPH, portarono i medici a concludere che Marla aveva contratto la tubercolosi, una malattia altamente contagiosa.

I dottori che l'avevano in cura le comunicarono che sarebbe dovuta rimanere a casa in isolamento per evitare di infettare i suoi studenti. Fu trattata con un cocktail di farmaci, quali isoniazide, rifampicina e pirazinamide. I medici le dissero che sarebbe guarita e sarebbe potuta ritornare a insegnare nel giro di un paio di mesi. Nel frattempo, mentre era in isolamento, avrebbe dovuto raccogliere regolarmente il suo espettorato per farlo esaminare. Quando le comunicarono queste informazioni, Marla si arrabbiò molto: si era ammalata molto raramente, e non era mai stata assente dal lavoro per più di uno o due giorni. Ora rischiava di perdere l'intero trimestre. In un primo momento, Marla cercò tenersi in contatto con i suoi studenti per telefono, e-mail e messaggi di testo, assegnando loro compiti aggiuntivi per poter distribuire crediti supplementari. Ma la maggior parte degli studenti ignorò le sue richieste. La scuola assunse un'insegnante supplente, che non aveva la stessa passione e l'entusiasmo di Marla. La maggior parte degli studenti, anche quelli migliori, perse interesse per l'argomento. Tuttavia, vi fu uno di loro, Sunny, che mantenne i contatti con Marla durante quel difficile periodo. Sunny era un ragazzo asiatico che in un primo momento non era interessato alla chimica, ma nel corso dell'anno scolastico divenne il suo miglior allievo. Durante le terribili settimane d'isolamento, pensare ai suoi studenti e a cosa sarebbero potuti diventare, aiutò Marla a rimanere lucida e a combattere la sensazione d'inutilità che in quel momento provava.

Dopo che la diagnosi iniziale era stata effettuata e dopo che Marla era rimasta in isolamento per due mesi, un nuovo medico di malattie infettive, la Dr.ssa Louise Croft, si prese cura del caso perché aveva la sensazione che qualcosa non quadrasse. C'era un solo risultato dell'espettorato positivo per la tubercolosi; tutti gli altri esami di laboratorio erano negativi. Benché la sintomatologia di Marla, ossia la tosse persistente, fosse coerente con la diagnosi tubercolosi, la stessa poteva essere dovuta anche ad una banale influenza. La radiografia del torace era negativa e il suo sputo era chiaro, non verde o con sangue come quello di un paziente affetto da tubercolosi. Così la Dr.ssa Croft contattò il Rely Laboratories per capire se potesse essere stato commesso un errore.

*

Per capire il perché l'esame per la tubercolosi di Marla aveva dato un risultato errato, è necessario conoscere come si verificano gli errori. Utilizzai la descrizione di ciò che era successo in questo caso durante una lezione, che tenni ai miei studenti di tecnologia di laboratorio, riguardo agli errori, e ricordo una particolare discussione con uno di loro, Eunice.

"Ci sono tre tipi di errori di laboratorio", dissi a Eunice. "La maggior parte dei medici ha familiarità con l'errore analitico. Questo è un errore commesso durante l'esecuzione del test. Le cause di questo tipo di errore potrebbero essere, ad esempio, un malfunzionamento dello strumento, la presenza di una sostanza interferente o la scarsa accuratezza, quando si tratta di misurare la quantità di sostanza presente in un campione di sangue. L'errore post analitico si verifica quando l'errore è commesso nell'interpretazione dei risultati dei test".

"Quanto frequenti sono gli errori medici, Professore?", chiese Eunice.

"In effetti, Eunice, gli errori medici, negli Stati Uniti, sono causa di più di 100.000 morti ogni anno. Dopo le malattia cardiache, sono la seconda causa di morte. Ma la maggior parte di questi errori non è causata da errori di terapia farmacologica, né è il risultato di inappropriata interpretazione degli esami di laboratorio".

"Qual è il terzo tipo di errore?".

"E' l'errore pre-analitico, ossia qualsiasi errore commesso prima che il campione sia esaminato, ad esempio un errore al momento del prelievo".

"Ci può fare un esempio di un errore di pre-analitico?", chiese Eunice.

"Una volta mi fu chiesto di rivedere le procedure di laboratorio che riguardavano l'esame colturale dell'espettorato per la ricerca della tubercolosi. Il laboratorio aveva chiesto il patteggiamento in una causa perché aveva refertato un esame colturale falsamente positivo su un'insegnante di scuola".

Eunice aveva sentito parlare di questo caso, ma non sapeva quale fosse la causa dell'errore.

"Nel preparare questo campione per l'esame colturale fu aggiunta al campione di espettorato una soluzione chimica accuratamente miscelata per liquefare l'espettorato", continuai. "Una volta che siano stati liberati dal legame con proteine mucose, i microrganismi posti su un terreno di coltura possono crescere. Il laboratorio stava processando il campione dell'insegnante assieme ai campioni di altri pazienti. Il tecnico svitava i coperchi di ciascun campione di espettorato e, quindi, aggiungeva la soluzione di digestione in ogni provetta, una alla volta".

"Non capisco il problema", disse Eunice con uno sguardo perplesso.

"Il processo di aggiunta della soluzione di digestione e la successiva agitazione produce un aereosol di vapori dai campioni", spiegai. "Se questi vapori avessero contenuto microrganismi, avrebbero potuto trovare il modo di entrare nel campione successivo e contaminarlo. In questi casi la tecnica raccomandata è quella di aprire il tappo delle provette uno alla volta, aggiungere la soluzione, e poi chiudere il tappo prima di aprire il campione successivo. Nel gruppo di campioni, erano stati ottenuti due risultati positivi. Successivamente, il laboratorio ha eseguito l'analisi del DNA, che ha dimostrato che le firme genetiche di entrambi i campioni erano identiche. L'esecuzione di questo esame permise di arrivare alla conclusione che il campione contaminato era quello di un insegnante che non aveva altri risultati positivi dell'espettorato, e nessuna evidenza di Mycobacterium o segni clinici di una infezione tubercolare. Questo caso fu scoperto grazie alla segnalazione di un medico di malattie infettive che aveva messo in dubbio il risultato e aveva chiesto al laboratorio di controllarlo. In una dichiarazione scritta preparata per il medico curante, il laboratorio che aveva eseguito il test, sostenne che era avvenuta una contaminazione incrociata che, sebbene inopportuna, era stata inevitabile ed il risultato era un falso positivo".

"Che raccomandazioni sono state fatte a questo laboratorio per migliorare le modalità di esecuzione del loro test?", chiese Eunice.

"Ho chiesto al laboratorio di riscrivere la loro procedura di preparazione del campione per ridurre la probabilità che questo errore pre-analitico si verifichi nuovamente. Ho indicato loro di aprire una provetta alla volta, cambiare il puntale della pipetta tra un campione e l'altro e prendere altre misure preventive contro la contaminazione incrociata. Credo che il laboratorio non abbia più avuto questo tipo di problema".

"Cosa successe all'insegnante?".

"Dopo che fu confermato che non soffriva di tubercolosi, tornò a insegnare per il resto dell'anno scolastico. Non ci fu nessuna scusa da parte del laboratorio che aveva eseguito l'esame. Non credo che pensassero di non aver fatto niente di sbagliato, ma forse temevano una causa per negligenza dato che l'insegnante era stata posta in isolamento. In ogni caso, Marla non venne mai a sapere che non era infetta e che era stata tenuta inutilmente in isolamento".

Dal tono della mia voce, Eunice intuì che ci poteva essere qualcosa di più in questa storia. "Accadde qualcosa di brutto nella sua classe, mentre lei era via?".

"Ah, beh, sì qualcosa di brutto accadde", dissi con riluttanza. Eunice era giovane e non volevo turbarla senza motivo. Ma lei aveva fatto una domanda, e inoltre, aveva bisogno di conoscere l'importanza di quello che facciamo. "Fu effettivamente una vicenda tragica. C'era uno studente di nome Sunny....".

*

Sunny era emigrato con la sua famiglia dalla Corea all'età di 4 anni. Il padre di Sunny morì quando lui ne aveva 12 e sua madre fu costretta a trovare lavoro come cameriera. Non sapendo parlare inglese, questo era il meglio che la donna potesse fare. Sunny aveva due sorelle gemelle che avevano tre anni meno di lui. Dato che era il più grande, Sunny doveva prendersi cura delle sorelle dopo la scuola e prima che sua madre tornasse a casa dal lavoro: la sua era una vita difficile in cui si potevano trovare molte opportunità di distrarsi. Una banda locale di adolescenti coreani cercò con insistenza di ingaggiare Sunny nel gruppo; facevano i bulli con lui e, talvolta, gli avevano rubato i soldi per il pranzo. Ogni volta che vedeva uno dei membri della banda, a scuola o per strada, Sunny cambiava direzione o scappava in un vicolo. Non disse mai a sua madre che era stato molestato; si rendeva conto che lei aveva abbastanza pensieri per cercare di arrivare a fine mese.

Sunny era stato uno studente mediocre durante tutto il periodo della scuola. Non era mai stato veramente interessato ad una qualsiasi delle materie che studiava. Per lui, la scuola era prevalentemente una questione di sopravvivenza giorno dopo giorno. Tuttavia, c'era un corso che l'aveva attratto: chimica, il corso tenuto da Ms. Marla Evans. La signora Evans teneva lezioni interessanti e pertinenti. Insegnava loro il motivo per cui il sale scioglie la neve durante l'inverno, e come un enzima sia in grado di disintegrare il cibo nello stomaco durante la digestione. Sunny aveva capito che la signora Evans aveva un sincero interesse per lui. Nessuno degli altri suoi docenti gli aveva mai dedicato del tempo aggiuntivo come aveva fatto la signora Evans. All'inizio, Sunny rimaneva dopo la fine delle lezioni per ottenere un aiuto supplementare dalla signora Evans. A quell'epoca, le sue sorelle erano abbastanza grandi, così che non doveva più correre a casa per badare a loro. Marla era più che felice di poter aiutare questo studente interessato a fare i suoi compiti, anche perchè l'unica cosa che la aspettava a casa era il suo gatto. Dopo un po', Sunny acquisì padronanza della materia e non ebbe più bisogno di essere aiutato.

Successivamente, la signora Evans suggerì a Sunny di lavorare su un progetto per il concorso annuale del liceo. Sunny colse al volo l'idea. Quindi, con l'aiuto della signora Evans, Sunny ideò un progetto di chimica riguardante i pericoli di esposizione "di terza mano" al fumo delle sigarette. A differenza dell'esposizione al fumo passivo o di seconda mano, in cui gli individui sono direttamente esposti al fumo di un fumatore, l'esposizione al fumo di terza mano è correlata alle esposizioni di tossine presenti nell'ambiente dei fumatori, come nel loro abbigliamento, sui mobili, sulle pareti e sui pavimenti.

Utilizzando un cromatografo liquido della scuola, Sunny misurò le nitrosammine estratte da appartamenti più vecchi, dove avevano vissuto fumatori, e confrontò i risultati con quelli di un alloggio più recente che non era abitato da fumatori. Lavorò con uno degli ex allievi di Marla, che era un ricercatore in un college vicino. Al concorso della scienza della scuola che si tenne nel mese di dicembre, Sunny si classificò al secondo posto. Perse contro un altro studente che aveva clonato un gene legato alla malattia di Alzheimer. Sia il suo progetto che quello degli altri finalisti furono tutti selezionati per il concorso della fiera della scienza di tutta la città. Marla era molto orgogliosa del suo allievo e credeva che Sunny sarebbe stato un altro della lunga fila di studenti di successo, dei quali lei era il mentore.

La fiera della scienza di tutta la città era prevista per la fine di marzo. Purtroppo, in quel periodo dell'anno scolastico, Marla Evans era in aspettativa a causa della sua presunta infezione tubercolare. Prima di esser stata costretta a stare in isolamento, aveva promesso a Sunny che l'avrebbe accompagnato alla fiera, che si svolgeva in un hotel del centro. Ma ciò non era più possibile. Per Marla fu una grande delusione non poter accompagnare il suo studente.

La mattina della fiera della scienza, Marla inviò un messaggio al suo studente. "Buona fortuna Sunny, so che ci renderai tutti orgogliosi. Non vedo l'ora di rivederti di persona".

Il giorno della fiera Sunny stava aspettando alla fermata dell'autobus e alzò lo sguardo verso il tabellone degli orari. Era un sabato mattina, il concorso era previsto per le 13:00. Si era tagliato i capelli e si era vestito con i suoi abiti migliori. La sua presentazione era in forma di un grande poster arrotolato ordinatamente in un lungo tubo cilindrico. Era solo alla fermata in attesa del bus, quando tre membri della banda coreana lo videro.

"Hey, Sunny, ragazzo, dove stai andando, tutto vestito elegante?", chiese uno di loro.

"Non è affar tuo, lasciami in pace", disse Sunny voltando le spalle per evitare il contatto visivo.

"Cosa hai qui?", domandò un altro mentre guardava il tubo contenente il progetto scientifico di Sunny. Poi, mentre Sunny veniva distratto da uno di loro, un altro membro della banda afferrò il tubo.

"Datemelo indietro, mi serve oggi", supplicò Sunny.

I ragazzi cominciarono a giocare a "tenerlo lontano" con il tubo, lanciandolo tra loro appena Sunny cercava di prenderlo. Sunny cominciò a irritarsi e a reagire. Affrontò un ragazzo che aveva il poster e caddero a terra. Il tubo rimase schiacciato sotto il peso dei loro corpi. I due ragazzi lottarono e si presero a pugni per alcuni minuti. Gli altri due membri della banda guardavano e gridavano per incoraggiare la lotta. Sorprendentemente, Sunny stava avendo la meglio sul ragazzo più grande con cui stava lottando. Gli altri due ragazzi iniziarono a prendere in giro il loro amico, membro della banda, perché stava perdendo la lotta con un ragazzo più piccolo; costui aveva un taglio sul labbro inferiore provocato da un pugno di Sunny, e sanguinava. Imbarazzato, il ragazzo insanguinato tirò fuori un coltello a serramanico e colpì Sunny con una fendente allo stomaco. Sunny cadde, battendo la testa sul marciapiede. Era privo di sensi e sanguinava. Il sangue usciva a fiotti dal suo corpo. Il poster che avrebbe dovuto presentare quello stesso giorno, era bagnato del suo sangue. Tutti i ragazzi corsero via, lasciando Sunny steso a terra, ancora sanguinante.

Pochi minuti dopo, un passante che aveva osservato la rissa corse verso Sonny e chiamò subito il 9-1-1 dal suo cellulare. Arrivò un'ambulanza e Sunny fu portato in ospedale. La sua arteria principale era stata lacerata dal coltello e Sunny aveva perso molto sangue. Fu rapidamente attivato Il protocollo di trasfusione di sangue. Poichè non c'era tempo per la tipizzazione del sangue e le prove crociate, gli fu dato il sangue di tipo 0. Si tratta di una pratica tipica in caso di emergenza. Nonostante lo sforzo eroico da parte del personale del dipartimento di emergenza, Sunny morì mentre era al Pronto Soccorso, dopo poche ore dal suo arrivo. Il giorno dopo, il preside della scuola fu informato da uno studente di quello che era successo. Sapeva che Marla era legata a Sunny e così la chiamò. La donna rimase sconvolta e scoppiò in lacrime. Si sentiva del tutto impotente, seduta nella sua stanza in isolamento. Non poté nemmeno partecipare al funerale di Sunny, due giorni dopo, perché si trovava ancora in isolamento per via della tubercolosi. Anche se non era colpa sua, accusò se stessa per la morte di Sunny perché non lo aveva accompagnato. Se non fosse stata messa in isolamento, sarebbe certamente andata assieme a lui alla fiera della scienza e tutto sarebbe stato diverso. Marla non avrebbe mai dimenticato Sunny e la vita gli avrebbe potuto riservare.

Quando la polizia perlustrò il quartiere, trovò il testimone che aveva chiamato il 9-1-1 e costui fu in grado di identificare gli assalitori di Sunny. I tre membri della banda coreana furono arrestati e processati in qualità di adulti. Il ragazzo che aveva accoltellato Sunny fu accusato di omicidio di secondo grado e fu condannato a 25 anni. Gli altri due ragazzi furono accusati di essere complici e furono condannati, ciascuno, a 10 anni.

*

Le tecniche microbiologiche per la coltura del microrganismo responsabile della tubercolosi sono migliorate nel corso degli anni con l'utilizzo di apparecchiature automatizzate per l'esecuzione dell'esame colturale. Il Centers for Disease Control americano ha pubblicato specifiche linee guida per il trattamento dei campioni per ridurre al minimo la contaminazione incrociata.

Anche se ero inizialmente riluttante a raccontare questa triste storia alla mia studentessa, alla fine sono stato contento di averlo fatto. Lei non dimenticò mai questo episodio e, da quando è entrata a far parte del personale del laboratorio di microbiologia, ha sempre lavorato con cura meticolosa.

La dedizione di Marla Evans per gli studenti di scienze delle scuole superiori è stata fonte di ispirazione per me. Un giorno, lei mi chiese di entrare a far parte della giuria nei concorsi locali della fiera della scienza. Una delle studentesse delle scuole superiori partecipò a una ricerca nel mio laboratorio durante l'estate e lavorò per me a tempo parziale, mentre era al college. Alla fine è diventata un tecnico di laboratorio medico e, oggi, lavora nel mio laboratorio.

Il Collaboratore

****

Otto Schultz era un mastro birraio, proprietario di una piccola fabbrica di birra in Germania. Lui e sua moglie vivevano, con i loro due figli, alla periferia di una piccola città vicino a Monaco di Baviera. Hans e Martin Schultz, pur avendo tre anni di differenza, erano molto legati fra loro. Hans, il fratello maggiore, amava leggere e studiare. Da adolescente, aveva iniziato a lavorare con il padre imparando a conoscere le basi chimiche e microbiologiche della produzione della birra. Dei due, Martin era quello più prestante ed amava fare sport. Nel 1886, dopo il diploma di scuola superiore, Hans fu ammesso e iniziò a frequentare l'Università di Berlino, capitale della Germania. Tre anni dopo, Martin fu ammesso al Prussian War College, anche questo con sede a Berlino.

L'Università di Berlino fu fondata nel 1810 da Wilhelm von Humboldt. Un secolo e mezzo più tardi, il nome fu cambiato in Università Humboldt di Berlino. Otto von Bismarck, Karl Marx, Albert Einstein e Robert Koch sono alcuni dei personaggi famosi che hanno frequentato questa Università. Il Dr. Koch era medico ed è stato un pioniere della microbiologia, tanto da essere considerato il "padre della batteriologia moderna". Koch vinse il premio Nobel per la Medicina nel 1905. Hans imparò a conoscere il lavoro del Dr. Koch durante il suo primo semestre di scuola e, immediatamente, cercò di incontrare l'illustre professore.

"Voglio entrare nel suo laboratorio di ricerca", disse al Dr. Koch.

"Che ne sa di microbiologia?", chiese lui ad Hans.

"Mio padre è un mastro birraio di Monaco di Baviera. So tutto della fermentazione, del luppolo".

"Che cosa?". L'illustre professore interruppe Hans a metà frase: "Tu produci birra? Mi interessano solo scienziati seri. *Arrivederci!*", il Dr. Koch prese in mano i suoi documenti e indicò la porta ad Hans.

Hans, pur avvilito, non si perse d'animo e continuò a lavorare sodo. Con il suo lavoro riuscì ad impressionare altri professori. Poco prima del suo anno da senior, il Dr. Koch, resosi conto che Hans era uno studente meritevole, lo accettò nel suo laboratorio per preparare la tesi che riguardava la coltura del *Vibrio cholera*, l'agente batterico che causa il colera. Hans si laureò in microbiologia ed entrò nella scuola di specializzazione. Anche se il Dr. Koch abbandonò l'Università nel 1890, la sua presenza lasciò un ricordo durevole sul giovane scienziato. Hans ottenne il dottorato e gli fu offerto un posto in facoltà per continuare il suo lavoro in microbiologia.

*

Martin ebbe lo stesso successo del fratello, ma al War College. Fisicamente era sempre in ottima forma, era intelligente e lavorava intensamente. Da appassionato studente di storia militare, Martin imparò a conoscere la mitragliatrice Gatling. Quest'arma permetteva a un soldato di sparare automaticamente molti colpi al secondo invece di uno alla volta. Quest'arma era stata usata nella guerra franco-prussiana del 1870. Martin capì che la mitragliatrice avrebbe cambiato le tattiche di combattimento dell'esercito. Scrisse nella sua tesi di laurea che un attacco frontale di cavalleria e fanti non sarebbe stato efficace contro questa nuova arma e sostenne la necessità di modificare la strategia di guerra basandola sulla difesa. Le tattiche di militari vigenti in quel momento storico non tenevano in alcun conto il concetto di guerra di trincea.

"Un attacco aggressivo prevarrà sempre sulla difesa", insegnò loro uno dei vecchi istruttori, un generale dell'esercito in pensione. Il generale apparteneva al corpo della cavalleria. "La fanteria non può sparare abbastanza velocemente da colpire i nostri cavalli".

Martin si morse la lingua e non contestò il suo superiore. La storia avrebbe dimostrato che questa strategia era sbagliata. La cavalleria fu massacrata dalle mitragliatrici nel corso dei primi mesi di guerra dopo la diffusione di quest'arma, e tale strategia venne abbandonata. La guerra di trincea era destinata a divenire punto di forza durante la Grande Guerra. Dopo la laurea al Prussian War College, Martin fu nominato primo tenente con l'obbligo di trascorrere gli anni successivi al servizio del suo Paese. Prese in considerazione l'idea di tornare a Monaco e rilevare la fabbrica di birra del padre, una volta terminato il periodo di arruolamento. Otto aveva sempre pensato che sarebbe stato Hans a diventare il nuovo mastro birraio, ma il figlio era diventato professore di microbiologia presso l'Università di Berlino e stava seguendo la carriera accademica. Quando il periodo di servizio di Martin si concluse, fu promosso capitano: decise di rinunciare a produrre birra e di continuare a fare carriera nell'esercito. Otto rimase deluso ma non sorpreso e, quando andò in pensione, vendette l'azienda a Spaten, un'altra fabbrica di birra di Monaco di Baviera. All'interno dell'esercito, Martin fu assegnato a un gruppo di ufficiali dell'esercito lungimiranti che studiavano l'importanza militare dei biplani.

*

Pochi anni prima dello scoppio della Prima Guerra Mondiale, Hans aveva spostato il suo interesse di ricerca dal colera all'influenza. Cercò anche di trovare metodi migliori per la coltura dei batteri così da descrivere come l'uomo risponde ad una infezione batterica. Hans era già laureato quando iniziò a collaborare con Paul Ehrlich. Il Dr. Erhlich era un giovane professore della vicina Charité Medical School ed era stato portato all'Università di Berlino dal Dr. Koch durante il primo anno della scuola di specializzazione di Hans. Il Dr. Ehrlich studiava come il corpo umano elabora, in modo naturale, mediante produzione di anticorpi, una difesa contro l'infezione batterica. Hans imparò molto dalla collaborazione con il Dr. Ehrlich, anche se fu il suo periodo sabbatico in Francia a cambiare tutto. Gli scienziati francesi, a quell'epoca, non potevano immaginare che la loro collaborazione con un medico tedesco avrebbe modificato il destino della Patria e del resto d'Europa.

*

Nel corso degli anni, Martin avanzò progressivamente di grado. Era un colonnello dell'esercito quando l'arciduca Francesco Ferdinando d'Austria fu assassinato nel 1914. Gli fu assegnato un reggimento e la sua unità fu una delle prime ad essere schierata sul fronte occidentale nella Grande Guerra. Hans era preoccupato che suo fratello minore, ora a metà dei quarant'anni, potesse essere in pericolo. Ma Martin gli assicurò che lui non sarebbe andato in prima linea. Le teorie di Martin su come combattere questa guerra si rivelarono corrette. La Grande Guerra fu una guerra di difesa combattuta in trincea. In realtà, venivano costruite delle trincee parallele nel caso in cui quella più vicina alle linee di battaglia fosse stata compromessa. Piuttosto che fare attacchi frontali, Martin e i suoi uomini effettuavano attacchi strategici laterali. Ma anche questo alla fine divenne impossibile perché entrambe le parti avevano scavato trincee che si estendevano fino al mare, proprio per evitare incursioni dai lati.

*

Hans passò il suo anno sabbatico a Parigi sotto la guida di Fernand Widal. Il Dr. Widal fu il primo patologo ad utilizzare un test di agglutinazione come procedura diagnostica per la febbre tifoide, malattia causata da una infezione dovuta a una particolare specie di Salmonella. Dimostrò che il sangue di un paziente che aveva la febbre tifoide reagiva con una coltura del tifo per formare una reazione di agglutinazione, ovvero un ammasso di proteine. Successivamente fu scoperto che questo fenomeno avveniva a causa di una reazione degli anticorpi del sangue del paziente con il microrganismo tifoide stesso. Quando Hans tornò nel suo laboratorio di Berlino, pensò che questa tecnica avrebbe potuto essere utilizzata per altre infezioni e iniziò a lavorare in questo settore.

*

Nel 1918, la Grande Guerra era al suo quarto anno. Ci furono terribili perdite da entrambe le parti. Per i primi tre anni, la guerra era stata in gran parte in una situazione di stallo. La Germania aveva ottenuto un vantaggio quando i russi uscirono dalla guerra, nel 1917: ciò permise di trasferire i propri soldati dal fronte orientale a quello occidentale. Ma questo vantaggio scemò quando l'esercito americano entrò in guerra in quello stesso anno. Martin si accorse che la Germania stava per perdere. Era orgoglioso dei suoi uomini che fronteggiavano la coalizione di francesi e inglesi sul fronte occidentale, ma la lotta divenne impari quando entrarono nella mischia le nuove truppe americane. Nel mese di maggio, Martin prese un congedo e andò a trovare suo fratello maggiore a Berlino.

"Come sta andando la guerra?", chiese Hans a Martin, come aveva sempre fatto negli ultimi anni, quando si erano incontrati. Martin aveva sempre avuto una risposta ottimistica in passato, ma non questa volta.

"Stiamo per perdere la guerra", fu la risposta di Martin. "Non solo stiamo combattendo contro gli americani, ma c'è una malattia che si sta diffondendo tra i soldati. In questo momento stiamo perdendo più uomini con questa malattia che non con la battaglia stessa. Hans, sei un professore di microbiologia, che ne sai di questo problema?".

Hans rispose rapidamente: "E' una malattia infettiva chiamata influenza. La osserviamo anche tra i civili qui a Berlino e, recentemente, ho avuto modo di studiarla. In realtà, ho sviluppato un test di laboratorio in grado di diagnosticarla. Si tratta di un esame piuttosto semplice da eseguire". Il giorno dopo, Martin portò Hans nel suo laboratorio di ricerca per mostrargli come funzionava il test.

Martin, che pensava sempre a come migliorare le tattiche

militari, ebbe un'idea che avrebbe potuto aiutare lo sforzo bellico: "Possiamo effettuare questo test nell'infermeria di un campo di battaglia?".

"Non vedo perché no!", rispose Hans. "E' sufficiente aggiungere un reagente al campione di sangue ed osservare lo sviluppo della reazione. Ma come può essere di aiuto?".

"Gli uomini si stanno infettando l'un l'altro in trincea già prima di presentare i segni della malattia. Quando arrivano nuove reclute in prima linea, si ammalano; in questo modo non sono di alcuna utilità come soldati. Se possiamo identificare gli individui che sono portatori, saremo in grado di allontanarli dalla prima linea e curarli", disse Martin.

"Potrebbe funzionare", rispose Hans. "Questa infezione sembra essere trasmessa attraverso la tosse e gli starnuti. L'isolamento è la chiave per bloccarne la diffusione".

L'alto comando militare tedesco concesse a Martin l'accesso ad importanti risorse economiche e, nel giro di pochi mesi, lui e il suo personale ingaggiarono centinaia di operatori sanitari per sostenere questo sforzo e produrre grandi quantità dell'organismo in coltura. Quando furono pronti, Hans inviò i tecnici di laboratorio sul fronte occidentale. Molti di loro erano donne che avevano appreso solamente dai giornali gli orrori di quella guerra. Hans predispose una dozzina di laboratori mobili in accampamenti lungo tutto il fronte e nel raggio di pochi chilometri lontano dal campo di battaglia. I tecnici sentivano regolarmente spari e colpi di mortaio. Il sangue di tutti i soldati fu prelevato ed esaminato. Scoprirono che circa il dieci per cento delle truppe mostrava i segni di infezione. Malati o no, questi uomini furono allontanati dal campo di battaglia. L'Alto

Comando tedesco, inoltre, incaricò tutti gli altri soldati di indossare una maschera. Le maschere pesanti da usare durante gli attacchi di gas mostarda, che erano già disponibili per tutti i soldati, erano ingombranti e fastidiose da indossare. Per questo motivo Hans fece preparare maschere di stoffa più agevoli da indossare: questa precauzione rallentò il tasso di infezioni respiratorie.

Dopo un mese, il numero di individui che si era ammalato scese drasticamente. Il morale migliorò in modo significativo tra i soldati che si riunirono agli ordini di Martin e delle alte sfere dell'esercito tedesco, e iniziarono a combattere con più vigore di prima.

Sul fronte degli Alleati, i soldati continuavano ad ammalarsi a un ritmo allarmante, e i medici erano impotenti di fronte all'infezione; non c'erano antibiotici per combatterla ed era disponibile solo la morfina per alleviare il dolore e la sofferenza. Ben presto, la maggior parte dei medici e degli infermieri stessi si ammalò e non fu, quindi, in grado di curare i propri soldati.

La strategia di Martin cambiò il corso della guerra.

La storia vera racconta che i tedeschi si arresero agli Alleati l'11 novembre 1918. Nella versione fantasiosa della storia collegata a questo racconto, l'introduzione di pratiche di isolamento dell'esercito tedesco durante l'estate dello stesso anno fu in grado di limitare la diffusione del virus influenzale cambiando le sorti della guerra a loro favore. Il conflitto continuò fino alla primavera del 1919, quando gli alleati, i cui ranghi erano stati devastati dall'infezione influenzale, si arresero. Con la vittoria in Europa, la Germania unificò la maggior parte dell'Europa occidentale. Le monarchie, che in quel periodo stavano perdendo la propria egemonia sul territorio, collaborarono con i tedeschi e gli altri leader europei nel tentativo di riconquistare la loro supremazia. Molti re e regine dei Paesi Europei avevano forti legami di sangue che li tenevano saldamente uniti. Tuttavia, il cambio della storia era arrivato troppo tardi per lo zar russo Nicola II che fu assassinato insieme a tutta la sua famiglia durante l'estate del 1917. Oggi, "Deutschland" comprende non solo la Germania, ma la Francia, il Belgio, i Paesi Bassi, l'Austria, l'Ungheria, l'Italia e la Polonia. L'Inghilterra, la Svizzera e i Paesi Scandinavi sono rimasti separati.

Martin tornò a casa sua, a Berlino onorato come un vero eroe di guerra. I generali dell'esercito gli avevano dato credito e avevano supportato l'idea di esaminare e isolare i soldati in prima linea. Finita la guerra, Martin entrò in politica e servì nel Berlin Reichstag. Nel giro di pochi anni, il suo partito gli chiese di correre per l'incarico di Cancelliere della Germania. Martin era popolare sia nella Germania settentrionale dove aveva assolto il suo mandato, sia in quella meridionale, dove era cresciuto. Nel 1933 sconfisse facilmente il candidato del partito comunista ed un candidato poco conosciuto del Nationalsozialistische Deutsche Arbeiterpartel, dal nome Adolf Hitler.

*

La pandemia di influenza, conosciuta anche come influenza spagnola, iniziò nella primavera del 1918, verso la fine della Prima Guerra Mondiale. In due anni uccise tra i 20 e i 40 milioni di persone in tutto il mondo. Questa pandemia è citata come la più devastante della storia, ancor più che la peste nera del quattordicesimo secolo. Si trattò di un ceppo di virus dell'influenza particolarmente virulento in quanto colpì non solo i bambini o gli anziani, che sono in genere i più sensibili, ma anche gli individui sani. *Di tutti i soldati degli Stati Uniti che sono periti combattendo nella Grande Guerra, la metà è morta in combattimento e l'altra metà a causa della pandemia di influenza.* Molti storici ritengono che la Guerra e la sua conclusione abbiano accelerato la diffusione dell'epidemia in tutto il mondo perché i soldati si muovevano e venivano a contatto con un gran numero di persone. Anche il Presidente degli Stati Uniti, Woodrow Wilson, contrasse la malattia nei primi mesi del 1919.

Dopo la sconfitta della Germania, gli Alleati chiesero a questo Paese di rimborsare i costi della guerra. Ciò provocò un'inflazione galoppante e il dissenso del il popolo tedesco verso il partito di governo. I tedeschi erano alla ricerca di un nuovo leader e lo trovarono in Adolf Hitler. Se avessero vinto la guerra, non lo avrebbero scelto come loro duce. E' probabile che non sarebbe nemmeno stato candidato per il cancellierato tedesco nel 1933.

Al momento della Grande Guerra non era disponibile alcun test di laboratorio basato sull'agglutinazione al lattice per diagnosticare l'influenza. Il "Widal Test" per la rilevazione dei batteri del tifo è stato usato la prima volta nel 1896. Il test di agglutinazione per la tipizzazione del gruppo sanguigno ABO è stato scoperto nel 1900 da Karl Landsteiner. Pertanto, un test di agglutinazione del tutto simile per la ricerca degli anticorpi contro l'influenza era del tutto plausibile fosse sviluppato negli ultimi anni del XX secolo. La storia della medicina ha invece dimostrato che sarebbero passati molti anni prima che un test rapido di laboratorio per la ricerca di questo virus fosse realmente sviluppato e usato in modo diffuso, altrimenti la pratica descritta in questa storia avrebbe potuto cambiare l'esito della guerra: in effetti, però, questa è solo una mia speculazione.

Sebbene la mia linea di ricerca non abbia mai riguardato l'influenza, ho qualche collegamento professionale con questa storia. Per oltre 20 anni, il mio gruppo di ricerca ha collaborato con alcuni dei medici e scienziati presso la Charité Medical Faculty dell'Università Humboldt di Berlino. Diversi studenti hanno lavorato nel mio laboratorio, ed io ho visitato e tenuto conferenze nei loro campus in numerose occasioni. Anche se il campus è stato ricostruito dopo la Seconda Guerra Mondiale, oggi quando lo visito cerco di immaginare cosa il Dr. Koch, il Dr. Erlich e il mio personaggio di fantasia 'Hans Schultz' provassero per l'atmosfera presente nell'Università di Berlino più di un secolo fa.

Dietro ogni uomo importante

****

George Papasoflus rappresentava lo stereotipo dello scienziato infaticabile e scrupoloso. Era nato alla fine del ventesimo secolo ed era cresciuto in un piccolo villaggio di pescatori lungo la costa di Atene. Suo padre era un pescatore che aveva lavorato sodo per tutta la vita. George era il più giovane di tre fratelli. Gli altri due fratelli si dedicarono anch'essi alla pesca, mentre George, quand'era ancora molto giovane, decise che non voleva seguire le orme del padre. Dimostrava già una particolare attitudine per la scienza e studiò medicina presso l'Università di Atene. Continuò la specializzazione presso l'Università di Berlino, ottenendo un dottorato in Zoologia. Nel 1925 tornò all'Università di Atene e divenne Professore Associato di Patologia. La sua principale area di ricerca era lo studio delle modifiche fisiologiche che si verificano durante il ciclo mestruale e che, a quell'epoca, non erano ben documentate.

Condusse gran parte dei suoi studi iniziali su cavie femmine, pensando che sarebbe stato più facile che non studiare gli esseri umani. *"Devo sapere cosa succede in un modello animale, prima di poter lavorare sugli esseri umani"*, si disse.

Dopo cinque anni di lavoro, George incontrò Marina, la quale era più giovane di lui di quindici anni. Era una studentessa di biologia che era stata sua allieva. Marina voleva lavorare nel campo della ricerca e chiese a George un posto come assistente di laboratorio. All'inizio, George non aveva nessun interesse sentimentale per lei e, a dire il vero, nemmeno per altre donne: era ossessionato dal suo lavoro e non pensava ad altro. Non corteggiava le donne né cercava la loro compagnia, ma con Marina era diverso. A differenza degli altri tecnici del suo laboratorio, o degli studenti del suo corso che avevano paura del Professor Papasofulus, Marina metteva in discussione le sue teorie e verificava attentamente le sue ricerche.

Inizialmente, George si sentiva infastidito da questa giovane donna esuberante che aveva il coraggio di ribattergli. Tuttavia, nel corso degli anni successivi, si rese conto che le sue opinioni e le sue idee erano in gran parte corrette e, spesso, perspicaci.

George faceva sempre più affidamento sulle opinioni di Marina e, ben presto, i due diventarono inseparabili. Pochi mesi dopo, iniziarono a presentare domanda per un posto di lavoro negli Stati Uniti. Molti dei colleghi americani erano a conoscenza dei risultati delle ricerche di George che ricevette un'offerta per entrare nel Dipartimento di Patologia presso la Medical School dell'Università di Houston nel Texsas. Non volendo perdere Marina, le chiese di sposarlo e nel 1933, poco prima di emigrare negli Stati Uniti, convolarono a nozze.

George continuò ad occuparsi dei cambiamenti fisiologici del ciclo mestruale delle donne e Marina lavorava con lui come sua assistente. George era particolarmente interessato a caratterizzare le cellule rilasciate nei fluidi vaginali nel corso del tempo.

Un giorno, George, con calma, disse a Marina che aveva bisogno di assumere una delle sue ex studentesse, Loretta, per lavorare come soggetto della ricerca in laboratorio. Aveva bisogno di una donna che gli consentisse di monitorare, su base giornaliera, il collo dell'utero per visualizzare i cambiamenti morfologici e prelevare le secrezioni vaginali per esaminare il loro contenuto cellulare.

Marina andò in escandescenze all'idea. "In nessun modo TI permetterò di fare QUESTO con LEI!"

"Non essere sciocca. Non ho alcun interesse sentimentale per questa ragazza". In realtà, l'uomo era attratto da Loretta che era molto bella, ma non voleva ammetterlo di fronte a sua moglie. Marina però, lo sospettava.

George continuò: "Loretta ha accettato la mia proposta e ho già eseguito un esame preliminare delle sue pelvi. E' un perfetto soggetto di ricerca".

"Hai fatto questo senza dirmelo?", fu la risposta di Marina.

"Stai esagerando. Possiamo discutere di queste cose come scienziati?", chiese George.

"Assolutamente no! Non c'è nulla da discutere", affermò Marina.

"Non ti fidi di me vero?", chiese George.

"Di te mi fido, ma non di lei!", gridò Marina con voce ancora più forte.

"Bene, allora cosa dobbiamo fare?", chiese George. Cominciava a sentirsi offeso dalle accuse di sua moglie.

"Sarò io il tuo soggetto. Puoi esaminare la mia vagina e prelevare campioni delle secrezioni ogni volta che ne avrai bisogno. Non mi lamenterò. Ma io non permetterò che QUELLA donna diventi parte del nostro laboratorio".

Per i venti anni successivi, la vagina di Marina venne esaminata e vennero prelevati campioni su base giornaliera. Fedele alla sua parola, Marina non oppose mai resistenza. La flora cellulare di Marina fu la più documentata nella storia. Nel corso del tempo, anche altre donne, in buono stato di salute, furono utilizzate come soggetti di ricerca, ma George fece in modo di avere delle assistenti di sesso femminile che effettuavano l'esame delle pelvi al posto suo. George passava le ore con gli occhi puntati sul microscopio. Documentò, con attenzione, le cellule che vedeva nei suoi vari soggetti. Le immagini di queste cellule furono catalogate in un database. Nel corso del tempo, George classificò e disegnò a mano ogni tipo di cellula che incontrava in queste secrezioni. Allora, era difficile ottenere fotografie delle immagini microscopiche. Si trattava principalmente delle cellule endoteliali che rivestono il tratto vaginale, ma di tanto in tanto si potevano osservare anche lieviti, batteri, e spermatozoi.

Dato che le donne sane erano state caratterizzate, Marina suggerì a George che era giunto il momento di esaminare i tamponi di donne con varie malattie ginecologiche, tra cui: gravidanze ectopiche, endometriosi, preeclampsia, cancro della vescica e del collo dell'utero. Quando George esaminò il tampone di una donna con cancro terminale del collo dell'utero, le cellule cancerose erano molto evidenti. Nei mesi successivi, entrambi concentrarono le loro ricerche su donne con stadi diversi della malattia. Sebbene la quantità di cellule, evidenziate in queste secrezioni era varia, sembrava esserci una correlazione tra la quantità di cellule presenti e il grado di severità del cancro. George pensò che l'esame delle secrezioni vaginali poteva essere un "test di screening" per il cancro della cervice. Espose le sue teorie in un convegno sui tumori. Dopo la sua relazione, i ricercatori e i clinici, presenti alla riunione, non diedero alcun credito alla sua teoria. "Le cellule tumorali, come tante altre cellule, si trovano nei tamponi vaginali", fu il commento dell'"esperto" di ginecologia del giorno. "C'è più possibilità di trovare un ago in un pagliaio che cercare le cellule cancerose nei fluidi corporei", replicò un altro medico.

George lasciò il convegno molto amareggiato. I suoi colleghi avevano rigettato le sue idee. Mise in discussione i propri ragionamenti logici e alla fine decise di dimostrare che loro si stavano sbagliando. Il passo successivo di George fu di vedere se riusciva a trovare le cellule cancerose prima che ci fosse evidenza clinica. Siccome l'incidenza, del cancro del collo dell'utero, è inferiore a 10 casi su 100.000, per effettuare un tale studio sarebbe stato necessario testare migliaia di donne, solo per trovare un caso. Con pochi finanziamenti, George reclutò un campione di poche migliaia di donne, apparentemente sane, e raccolse il tampone vaginale nella speranza di identificare precocemente le cellule del cancro **cervicale**. George stava finendo i soldi necessari a finanziare la continuazione dello studio; era pronto a mollare tutto, quando Marina gli suggerì di usare alcuni dei loro fondi personali per continuare la ricerca. George era molto riluttante, ma la donna era sicura che le ricerche stavano andando nel giusto verso e così continuarono il loro lavoro. Finalmente, un tampone rivelò la presenza di cellule cancerose in un soggetto, la signora Kennedy, che sembrava essere in perfetta salute. Nonostante la signora non manifestasse alcun sintomo, la presenza di cellule che sembravano tumorali indusse i ricercatori a proporre ulteriori approfondimenti, e la donna fu sottoposta ad un esame pelvico. Quando gli esiti furono pronti, risultarono negativi ad indicare l'assenza di cancro cervicale, ma lei e il suo medico furono invitati a segnalare eventuali anomalie ginecologiche successive, tra cui dolori pelvici, perdite vaginali sanguinolente o inusuali, mal di schiena, incontinenza urinaria, o dolore dopo il rapporto sessuale. Il follow-up durò alcuni anni; alla fine, la signora Kennedy sviluppò un cancro cervicale. Grazie ai controlli effettuati dal suo medico, fu sottoposta ad un intervento chirurgico prima che il cancro si diffondesse ad altri organi e il cancro non si ripresentò più per il resto della sua vita. La signora Kennedy fu la prima persona a cui George e Marina salvarono la vita.

Grazie a questo precedente, il Dr. Papasofulus ottenne il finanziamento aggiuntivo necessario per portare a termine uno studio clinico più ampio con l'obiettivo di esaminare le secrezioni vaginali. Quando, con queste ricerche, furono riscontrati risultati simili a quello della signora Kennedy, si acquisirono le evidenze cliniche necessarie a dimostrare il valore del test. Nel giro di pochi anni, il test, che fu chiamato con il nome dei suoi inventori, diventò una pratica standard in tutto il mondo. Il loro test svolse un ruolo importante, anche, in un paese a sud di Houston.......

*

Lei era una ballerina che proveniva dalla campagna americana e che scappò di casa per poter emergere. Ida era molto bella ed estroversa e le donne che la frequentavano, ne invidiavano l'aspetto, la personalità e lo stile. Gli uomini che aveva incontrato l'amavano e volevano starle accanto. Ida ebbe una serie di relazioni non impegnative con alcuni di loro, ma non era interessata a un rapporto duraturo: cercava qualcuno d'importante, qualcuno di famoso, qualcuno che si prendesse cura di lei per il resto della sua vita. Nel giro di pochi anni, Ida trovò quella persona. Era Humberto Gonzales, il ministro del Lavoro del partito di governo. Ida si stava esibendo in un musical alla presenza di Humberto e riuscì a catturare la sua attenzione. Lo guardò per tutta la durata dell'esibizione e Humberto rimase attratto da questa giovane ragazza. Dopo lo spettacolo, uno degli assistenti del ministro del lavoro andò nel camerino della ballerina e le lasciò un biglietto. Humberto chiedeva a Ida di venire nella sua villa, quella notte dopo lo spettacolo, e le metteva a disposizione un'automobile. Humberto era venti anni più vecchio di Ida. La sua prima moglie era morta di cancro e si sentiva solo. Da quella notte, Ida diventò stabilmente la sua compagna e, qualche mese più tardi, si sposarono.

L'anno successivo, Humberto fu indicato dal suo partito come candidato Presidente del suo paese. Ida svolse un'intensa attività di propaganda per il marito e lo accompagnò in tutte le tappe della campagna elettorale girando tutto il territorio nazionale. Il suo viso grazioso abbelliva i titoli di tutti i giornali. Fece anche alcuni annunci alla radio per magnificare la capacità e la competenza di Humberto. Quando nel 1952, Humberto vinse le elezioni in maniera schiacciante, Ida a 25 anni divenne la più giovane first lady del paese. Nel corso della permanenza in carica del Presidente Gonzales, Ida si dimostrò più che capace di svolgere le funzioni pubbliche che spettano alla moglie di un presidente e contribuì a creare diverse associazioni di beneficenza per le madri non sposate. Costituì anche una fondazione per aiutare i poveri e le persone senza fissa dimora. Ida accompagnava il marito durante le visite ai leader mondiali e, quando visitarono gli Stati Uniti, disse in pubblico che lei s'ispirava a Eleanor Roosevelt. Il primo mandato di sei anni del Presidente Gonzales fu un successo. Il suo indice di gradimento era tra i più alti che il Paese avesse mai visto. Molti analisti politici misero in rilievo il ruolo che Ida aveva giocato nella popolarità del marito. Poiché l'attuale vice presidente aveva un basso indice di consenso, il partito in carica chiese a Ida di candidarsi come prossimo vice presidente, al fianco del marito. Ida accettò la sfida. *"I miei progetti filantropici potrebbero davvero prendere il volo se dovessi vincere"*, pensò. Purtroppo, l'impegnativa campagna di Gonzales iniziò a pesare sulla salute di Ida che cominciò a soffrire di mal di schiena, perse peso, era spesso affaticata, e soffriva di insolite perdite dalla vagina. Durante le sue apparizioni pubbliche svenne in diverse occasioni. Su consiglio del suo medico di famiglia, durante l'estate del 1958, lei e il suo team medico si recarono in segreto a Houston, in Texas, per consultare uno specialista oncologo.

Ida fu sottoposta a un approfondito esame medico. Un campione del tampone vaginale fu inviato al laboratorio del Dr. George Papasofulus per le analisi. Il suo "Pap" test, recentemente sviluppato, stava ricevendo giudizi entusiastici da parte della comunità medica e oncologica. Il medico personale di Ida voleva che lei fosse vista da un esperto mondiale. George eseguì personalmente il test e trovò delle cellule cancerose nel campione cervicale di Ida. Il Presidente Humberto volò a Houston per essere presente durante l'intervento di isterectomia della First Lady. Il cancro di Ida fu diagnosticato precocemente grazie al test del Dr. Papasofulus, e venne rimosso prontamente con un intervento chirurgico.

Ida tornò nel suo Paese dopo alcune settimane di

convalescenza e riprese la sua campagna elettorale con rinnovato entusiasmo nell'impegno politico: Ida e Humberto vinsero facilmente le elezioni. Erano il primo presidente e vice presidente al mondo ad essere marito e moglie. La coppia amministrò il Paese in modo molto efficiente.

Nel 1963, verso la fine del loro mandato, il Presidente Gonzales accusò un forte mal di testa e morì di emorragia cerebrale. Ida prestò subito giuramento come nuovo Presidente del suo Paese diventando la prima donna ad ottenere tale carica. Il nuovo Presidente Gonzales proseguì il lavoro di amministrazione del marito. Lavorò senza sosta per la parità dei diritti per le donne e dei diritti umani fondamentali nel suo Paese e all'estero.

La sua amministrazione fece costruire scuole, ospedali, università ed alloggi a prezzi accessibili. Il tasso di alfabetizzazione nel suo paese salì alle stelle. Nel giro di pochi anni, furono fondate nuove industrie che migliorarono la qualità della vita dei suoi connazionali. Ida Gonzales servì il suo paese fino a quando, nel 1970, andò in pensione. Questa donna rappresentò un modello per altre donne che entrarono successivamente nella pubblica amministrazione.

*

Il successivo passo avanti, nello studio del cancro del collo dell'utero, avvenne nel 1976, quando Harald zur Hausen, un microbiologo tedesco, scoprì che il cancro cervicale poteva essere causato da una infezione del virus del papilloma umano o HPV.

Il Dr. zur Hausen dimostrò che alcuni genotipi aggressivi di HPV potevano trasformare cellule normali in cellule cancerose. Quando questa scoperta fu pubblicata, George e Marina

Papasofulus iniziarono a coltivare il virus in laboratorio. Era una prassi abituale per altri virus e batteri, ma George e Marina scoprirono che era molto difficile coltivare l'HPV in laboratorio. Nei primi anni '90, alcuni gruppi di ricercatori svilupparono una tecnica molecolare per identificare il virus. George morì prima che i test per l'HPV, basati sulla ricerca del DNA, si diffondessero. Marina e alcuni degli studenti di George continuarono, comunque, il lavoro che lui aveva iniziato.

Un giorno, Marina si sentì in dovere di contattare Ida Gonzales per spiegarle che la causa del suo cancro poteva essere stata un virus. Marina chiese a Ida il permesso di esaminare alcuni dei campioni, provenienti dal suo intervento chirurgico, che erano stati conservati in congelatore per circa 25 anni.

I risultati dei test rivelarono che il DNA dei suoi campioni conteneva ceppi di HPV 16. Quando Ida chiese le modalità con cui veniva trasmesso il virus, Marina le disse che avveniva attraverso rapporti sessuali. Ida, allora, rivelò che la prima moglie di Humberto morì di un cancro all'apparato genitale. Era chiaro che Ida aveva contratto il virus dal marito.

Nel 2003, nel giro di pochi mesi, sia Marina che Ida morirono per cause naturali. Entrambe le donne avevano vissuto una vita intensa e avevano notevolmente contribuito al miglioramento della società. Marina aveva sostenuto George in ambito medico, e Ida aveva sostenuto Humberto nel mondo politico dell'America Centrale. Il lavoro di Marina viene ancor oggi conosciuto ed utilizzato perchè il "Pap test" ha preso il nome da lei e da George. Ida Gonzales rimane anche oggi la più popolare figura politica femminile di tutti i tempi.

*

Il cancro cervicale si diffonde lentamente nel corpo femminile ma, se non viene trattato, è fatale ed infatti era la principale causa di morte tra le donne negli Stati Uniti.

Il Pap Test è stato sviluppato da George e Mary Papanicolaou nel 1940, ed è stato ampiamente utilizzato come test di screening per il cancro cervicale, ancor prima che l'infezione da HPV fosse identificata come l'agente eziologico causale della stragrande maggioranza dei casi. L'utilizzo di questo precoce marcatore del cancro ha portato a una drammatica riduzione del tasso di mortalità delle donne con cancro cervicale.

Eva Peron era la seconda moglie del Presidente argentino Juan Peron. "Evita", come veniva chiamata, era immensamente popolare nel suo paese e, insieme a Juan, ha traghettato il passaggio del loro Paese nell'era moderna. Nella storia reale, tuttavia, Evita soffrì di un cancro cervicale in stadio avanzato, ed era troppo malata per candidarsi alla vicepresidenza nel 1952. Su di lei non fu mai eseguito un Pap test. Evita subì, in segreto a New York, un'isterectomia radicale. Era, ormai, troppo tardi, perché il cancro aveva già metastatizzato il cervello e lei morì poco dopo. Per ordine di Juan, i medici di Evita non le rivelarono mai che soffriva di cancro ma solo che doveva essere sottoposta ad un'appendicectomia.

Questa storia suggerisce che il destino dell'Argentina avrebbe potuto essere diverso se Evita avesse eseguito il Pap test del Dr. Papanicolaou, quando la malattia era allo stadio inziale. La maggior parte degli storici ritiene che se Evita fosse sopravvissuta al suo cancro, avrebbe inciso profondamente sulla politica dell'Argentina. Poco dopo la la sua morte, avvenne un colpo di stato militare e civile che rovesciò il regime di Peron. Juan trascorse i 18 anni successivi in esilio. Con la sua popolarità, se Evita fosse sopravvissuta e fosse stata alla guida del suo *paese, come descritto nel mio racconto, molto probabilmente la storia sarebbe stata diversa.*

Per quanto riguarda i contributi scientifici del Dr. zur Hausen, invece, le notizie di questo racconto sono vere. Per la scoperta del nesso causale tra il virus del papilloma umano e il cancro cervicale, il Dr. zur Hausen vinse il premio Nobel per la Medicina e la Fisiologia nel 2008. Come George e Humberto, il Dr. zur Hausen aveva lavorato a stretto contatto con la moglie Ethel de Villiers. La scoperta che l'HPV causa il cancro cervicale ha spinto altri ricercatori a sviluppare e commercializzare, nel 2006, un vaccino contro il papilloma umano, sottotipi di virus 16 e 18. Oggi, l'American Academy of Family Physicians raccomanda l'immunizzazione contro l'HPV ai ragazzi e alle ragazze dagli 11 ai 12 anni, cioè prima che la maggior parte di questi bambini abbia avuto il primo rapporto sessuale. Il vaccino, in questo gruppo di età, risulta più efficace che non negli individui più adulti. L'Accademia raccomanda, inoltre, che i ragazzi che non sono stati vaccinati in questa prima fascia di età ricevano il vaccino fino a 21 anni nei maschi e 26 nelle femmine.

Il Pap test ha avuto un altro ruolo importante nella medicina di laboratorio moderna negli Stati Uniti. Nel corso della fine degli anni '80, alcune donne morirono di cancro del collo dell'utero, perché il loro Pap test era stato esaminato in modo non corretto. Alcuni laboratori furono accusati di far lavorare troppo i loro tecnici, perché chiedevano di esaminare un numero troppo elevato di campioni al giorno. Ciò portò il Congresso degli Stati Uniti ad approvare i Clinical Laboratory Improvement Amendments (CLIA) nel 1988. Tali norme stabiliscono gli standard minimi necessari per l'esecuzione di tutti i test clinici di laboratorio, non solo per il Pap test. Per ridurre al minimo gli errori di refertazione del Pap test, il CLIA 88 stabilisce che un singolo tecnico può esaminare al massimo 100 campioni ogni giorno.

Al giorno d'oggi, è in atto un dibattito riguardo l'utilizzo del test di screening per l'HPV come indicatore precoce del cancro del collo dell'utero. Attualmente sia il test HPV sia il Pap test vengono utilizzati routinariamente. Se il test HPV possa o no eliminare il Pap test, sarà oggetto di studio nei prossimi anni.

Salsa Speciale

Il padre di Nguyen Pham era un maggiore dell'esercito sudvietnamita. Era fedele alle forze armate e credeva nella democrazia e nella libertà che il suo paese stava cercando di ottenere dal Vietnam del Nord, governato dai comunisti. Lui, la moglie Nga e il loro figlio neonato Cao erano di stanza a Saigon nel 1975, durante la presa della città, il 30 aprile. La caduta della città portò alla fine della "Guerra Americana", denominazione con la quale veniva allora chiamata quella guerra in Vietnam, e ancora oggi viene definita così dai Vietnamiti. Nguyen impose alla moglie e al figlio di salire su uno degli ultimi voli in partenza da Saigon prima che i Comunisti prendessero la città e sospendessero tutti i voli delle compagnie aeree e le operazioni militari. Nga supplicò il marito di seguirli in America.

"Giađình của bạn cần bạn bây giờhơnnướcbạn. (La tua famiglia ha bisogno di te adesso più che il tuo Paese)", disse a Nguyen.

"Tôicó một nhiệm vụđểngườiđànông của tôi. Tôikhôngthểđi. Bạn sẽđược an toàn. Tôiđã sắp xếp cho một hộtống đến Mỹvàthấyrằng bạn và nhữngngườikhácđangđịnh cưởđó. Tôi sẽthamgia bạn càng sớm càngtốt. (Ho un dovere verso i miei uomini. Non posso lasciarli. Lì sarete protetti. Ho organizzato una scorta per farvi andare al sicuro in America e per accertarmi che voi e gli altri vi sistemiate lì nel modo migliore. Mi unirò a voi il più presto possibile)". Nguyen stava in verità pensando che non avrebbe disonorato la sua famiglia ritirandosi senza affrontare il nemico faccia a faccia.

Nga piangeva, silenziosamente. Era una sensazione simile a quella provata quando i suoi genitori furono uccisi da una bomba vietcong in città. Lei credeva che questa sarebbe stata l'ultima volta che avrebbe visto il marito, ma non c'era nulla che potesse fare per convincerlo a cambiare parere. Nguyen aveva 35 anni ed era molto più grande di Nga che aveva soltanto 19 anni quando, solo pochi anni prima, l'aveva sposato. Lei aveva capito che era giunto il momento di essere forte e, per il bene di Cao, salì a bordo dell'aereo tenendo il figlio stretto al petto per tutto il viaggio. Anche se aveva solo 7 mesi, il bambino rimase molto tranquillo durante la traversata. Era come se avesse capito che quel momento era un punto di svolta nella loro vita.

Il Maggiore Nguyen Pham si arrese all'esercito invasore del Vietnam del Nord. In un primo momento, lo trattarono con il rispetto che meritava come ufficiale. Tuttavia, dopo essere stato degradato e spogliato dell'uniforme, fu inviato al campo di "rieducazione" della Repubblica socialista del Vietnam, dove fu torturato e costretto ai lavori forzati. L'obiettivo dichiarato del campo era di insegnare a questi ex-nemici le "regole del governo". Nguyen fu costretto a confessare per iscritto crimini e misfatti. Molti dei suoi colleghi ufficiali e soldati opposero resistenza e morirono di malattia o di fame nel campo di detenzione. L'unica cosa che mantenne in vita Nguyen era pensare al giorno in cui si sarebbe riunito a Nga e Cao. Si rese conto che avrebbe dovuto lasciare Saigon con la sua famiglia al momento della caduta della città.

*

A Nga fu data la documentazione che le permetteva di immigrare negli Stati Uniti. A molti degli altri profughi di Saigon fu concesso il trasferimento con "assegnazione". L'autorizzazione legale per questo tipo di immigrazione fu accordata sulla base della legge "Indochina Migration and Refugee Assistance Act", approvata il 23 maggio 1975. Nga e altre famiglie vietnamite furono inviate a Houston. Queste prime ondate d'immigrati Vietnamiti erano costituite da persone molto istruite provenienti da famiglie importanti. Il Sud-est del Texas fu scelto per il suo clima caldo e umido, simile a quello del Vietnam. Questa zona aveva un'economia fiorente a causa del boom del petrolio. Nga e Cao vivevano in una comunità di rifugiati, dove lei aveva ottenuto un lavoro come cuoca mentre Cao era accudito da alcuni dei membri anziani della comunità vietnamita.

Nga contattava regolarmente l'ambasciata vietnamita nella speranza di scoprire cosa fosse successo a suo marito, ma non ebbe mai notizie sulla sua scomparsa. Cao iniziò la scuola elementare senza alcun ricordo di suo padre. Per i profughi vietnamiti, la vita nel sud-est del Texas, durante i primi anni, fu molto difficoltosa. La seconda e terza ondata d'immigrati, note anche come "boat people", erano formate dalla classe operaia. I pescatori trovarono lavoro nella "Gulf Coast", l'industria che operava nel settore del gambero. In un primo momento, furono ben accolti perché facevano i lavori sgradevoli che i residenti non volevano fare. Più tardi, quando il Boom del Petrolio della fine anni '70 si tramutò, negli anni '80, nel "Fallimento del Petrolio", i residenti locali cominciarono a risentirsi nei confronti dei rifugiati perché, a causa loro, molti persero il lavoro. I datori di lavoro nel settore della pesca preferivano, infatti, assumere i lavoratori vietnamiti perché non si lamentavano, venivano pagati meno, anche se questa pratica era illegale, e molti lavoravano più duramente di alcuni dei loro colleghi caucasici. Questo risentimento si riversava anche nelle scuole locali. Cao era più piccolo rispetto agli altri bambini della sua scuola ed era regolarmente vittima di bullismo. Tuttavia, Cao era intelligente, studiava sodo e prendeva bei voti.

Dodici anni dopo il loro arrivo negli Stati Uniti, Nga finalmente ebbe la notizia che il marito era vivo e che era stato liberato da un campo di prigionia del Vietnam del Nord. Ci vollero altri sei mesi prima che i documenti per l'immigrazione fossero rilasciati da entrambi i paesi. Nel 1988, Nguyen arrivò all'Intercontinental Airport di Houston. Nga e Cao lo aspettavano con ansia al cancello di sbarco. A quei tempi, si poteva andare direttamente al cancello per incontrare i passeggeri poiché le misure di sicurezza non erano così strette come lo sono oggi. Nguyen, quando vide Nga, si precipitò ad abbracciarla e baciarla. Cao era dietro e aspettò il suo turno. I tre si abbracciarono insieme, per la prima volta dopo più di una dozzina di anni.

A seguito del periodo trascorso nel campo di prigionia, Nguyen era notevolmente invecchiato. Aveva perso tutto il suo tono muscolare ed aveva l'aspetto di un uomo molto magro, quasi scheletrico, con i capelli prematuramente grigi e diradati. Inoltre, gli mancava l'entusiasmo che aveva quando era un giovane ufficiale dell'esercito. Nguyen ebbe difficoltà ad adattarsi alla vita americana. Non aveva più motivazioni. Rimaneva seduto da solo per ore nel loro piccolo giardino. Gli ci vollero diversi mesi per trovare un lavoro. Nguyen soffriva di incubi del tempo passato in carcere e si svegliava di notte madido di sudore. I suoi rapitori gli avevano tolto completamente l'autostima. Oggi, sappiamo che questo è un disturbo da stress post-traumatico e che esistono terapie per curarlo. Per Nguyen, all'epoca non esistevano cure mediche. Quando Cao si avvicinò all'età dell'ingresso all'università, Nguyen morì. Il suo corpo e la sua mente si erano definitivamente arresi. Il VietCong aveva fatto l'ennesima vittima; Nga era di nuovo sola, ma questa volta, era davvero sola, perché Cao andò al college a New York con una borsa di studio.

Cao scelse biologia come facoltà dimostrandosi uno studente eccellente. Si laureò con lode. Mentre frequentava l'università, incontrò, al club degli studenti vietnamiti, Nancy Pho e diventarono amici intimi. La famiglia di Nancy era emigrata a San Jose, in California, all'incirca nello stesso periodo in cui la famiglia di Cao si era stabilita a Houston. Lei studiava finanza e si laureò un anno prima di Cao. Nancy ottenne un lavoro presso un'importante società d'intermediazione in città e si fidanzò con Cao. Il suo ufficio era al 92° piano del World Trade Center, facciata sud.

Cao si laureò un anno dopo e si iscrisse a una scuola di specializzazione nel vicino Connecticut. Si unì al gruppo di ricerca di Felix Gooey, un noto ricercatore veterinario del dipartimento di biopatologia. La scuola era solo a poche ore da Manhattan. Cao andava a trovare Nancy regolarmente e sperava di sposarla al più presto.

Incontrai Cao perché facevo parte dello stesso Dipartimento come Professore Associato della Facoltà. La biopatologia mette insieme la scienza della biologia, della patologia, dell'epidemiologia e della sanità pubblica. Spesso, l'attività sperimentale per l'individuazione dei meccanismi della malattia è condotta su modelli animali. Sono entrato in questo dipartimento perché volevano iniziare a sviluppare analisi tossicologiche con tecniche innovative. Come Associato della Facoltà, aiutavo a supervisionare alcuni studenti e facevo parte della commissione d'esame per la discussione della tesi di laurea. Il reparto era piccolo ed ebbi modo di conoscere molti degli studenti laureati, anche se non dovevo vigilare sul loro lavoro di tesi.

Cao era al suo secondo anno di specializzazione quando sentì la notizia dalla radio della sua macchina mentre stava andando all'università. Due aerei di linea si erano schiantati contro le World Trade Center Towers, uno in ogni torre. Cao corse dentro l'edificio in cui si trovava il suo dipartimento e andò dritto in sala pausa dove c'era un televisore. Gli altri studenti erano tutti riuniti intorno alla tivù a guardare gli eventi che si svolgevano sotto i loro occhi.

Uno degli studenti chiese a Cao: "Non hai un'amica che lavora al World Trade Center?".

Cao non sentì una parola. Stava già correndo fuori dalla porta salendo di nuovo in macchina, per sfrecciare verso New York. Non era sicuro di quello che avrebbe fatto quando sarebbe stato là. Cao provò a chiamare Nancy sul suo telefono cellulare, ma non ottenne risposta. Guidò fino al South Bronx ma dopo quel punto, tutte le strade erano state bloccate, e l'accesso era consentito solo ai veicoli d'emergenza. C'era una marea di persone che lasciava la città a piedi. Era un esodo ordinato, ma molto congestionato. Cao lasciò la sua auto in un parcheggio ed entrò in città in senso opposto al traffico pedonale. Mentre camminava, ascoltava le ultime notizie dalla sua radio tascabile con l'auricolare. In quel momento entrambe le torri erano crollate e temeva il peggio per la sua ragazza. Impiegò ore per raggiungere la periferia della zona in cui prima sorgeva il World Trade Center. L'aria era densa di fumo che oscurava il cielo. Una squadra di sicurezza impedì a Cao di avvicinarsi a Ground Zero, anche se aveva cercato di spiegare loro che nell'edificio c'era la sua compagna. Gli fu detto che non c'era nulla che potesse fare e gli chiesero di allontanarsi. Cao rimase in strada tutta la notte, fino alla mattina successiva sperando in qualche notizia. Apprese che il secondo aereo aveva colpito la torre sud tra i piani 77 e 85. Cao aveva visitato l'ufficio di Nancy poche settimane prima e sapeva che era al 92° piano. Cao tornò al campus e, pochi giorni dopo, ricevette conferma che Nancy era morta durante l'attacco. I suoi genitori vennero in aereo al funerale. Cao prese un periodo di aspettativa dall'università e trascorse diversi mesi con la madre in Texas.

*

I successivi mesi dopo gli attacchi dell'11 settembre sono stati tra i giorni più bui della storia americana. Tra settembre e novembre, negli Stati Uniti, ci furono 23 attentati con l'antrace che causarono 11 morti per l'inalazione di questo batterio. Cao, mentre era a casa, seguiva tutto attentamente alla televisione. L'antrace era uno dei patogeni su cui stava facendo ricerche. Si chiese se questi attacchi potessero pregiudicare la possibilità di condurre le sue ricerche sul West Nile virus.

Cao tornò al campus nel mese di gennaio del 2002. Poche

settimane dopo, il suo dipartimento ricevette una lettera dal Dipartimento di Stato degli Stati Uniti che li informava che tutte le forme di antrace vive dovevano essere custodite in modo sicuro e registrate su una documentazione che spiegasse il motivo per cui i campioni venivano conservati. Quelli ritenuti inutili dovevano essere distrutti. Il Presidente del Dipartimento di Patobiologia trasmise la lettera a ciascuno dei suoi docenti, dottorandi e specializzandi. Cao stava facendo ricerche su questi batteri e aveva quattro flaconcini contenenti culture di antrace vive. I campioni erano stati raccolti durante la fine degli anni '70 da una mucca infetta con l'antrace. Cao mise tre delle fiale in autoclave, uno strumento che sterilizza e uccide i batteri. Tenne, comunque, un flaconcino al fine di poter continuare il suo lavoro e non informò il suo responsabile. Tolse la fiala dal congelatore generale del dipartimento e la mise nel congelatore del suo gruppo di ricerca.

Uno studente anonimo venne a sapere che Cao stava usando il ceppo di antrace come riferimento per i suoi studi, e contattò le autorità federali. Quando i federali arrivarono, cercarono il laboratorio di ricerca di Patobiologia. In poche ore, l'edificio di Patobiologia fu completamente bloccato. Tutti i docenti, il personale e gli studenti furono accompagnati nell'auditorium della scuola e furono controllate le credenziali di ognuno di loro. A nessuno fu permesso di lasciare i locali. Chiunque fosse stato trovato senza il tesserino di riconoscimento universitario, veniva trattenuto in una stanza separata e interrogato. Alcuni studenti avevano dimenticato di portare il loro tesserino, un errore che non avrebbero ripetuto di nuovo. Altri erano in visita al campus con i loro genitori. L'FBI stava cercando, in particolare, dove si trovava il signor Cao Pham. Una volta che Cao scoprì di essere l'obiettivo della loro ricerca, si fece avanti e si presentò. Fu immediatamente portato in un'altra stanza, dove fu perquisito, ammanettato e fatto salire sul veicolo della polizia con la scritta "SWAT" (*Special Weapons And Tactics*, unità speciali destinate a operazioni anti-terrorismo, nota del traduttore) con il quale fu trasportato al quartier generale per l'interrogatorio. Tutto questo avvenne davanti agli occhi di tutti gli studenti e i docenti. Cao iniziò a piangere in silenzio. Non sapeva cosa stesse succedendo. Pensò prima a se stesso, poi pensò che questo era stato quello che aveva provato suo padre quando fu catturato dai vietcong. Giurò a se stesso di essere forte. Fu eseguito un accurato controllo dei precedenti di Cao. L'FBI fece un esame approfondito della sua stanza nel dormitorio e furono confiscati il suo computer e tutti i notebook di ricerca e i file.

Un team vestito con le tute da rischio biologico entrò nei laboratori e iniziò la ricerca in tutti i frigoriferi, congelatori, panche e mensole. Diretti dal ricercatore Dr. Gouwei, andarono prima al congelatore, chiuso a chiave, che conteneva i campioni della ricerca Cao. L'intero contenuto del freezer fu rimosso e accuratamente controllato. Il flacone etichettato come "anthrax" fu messo in un apposito contenitore con uno speciale vapore, chiuso e sigillato. Sarebbe stato esaminato da scienziati qualificati del laboratorio del FBI, sotto una speciale cappa a flusso laminare per il rischio biologico. Fu verificato che la fiala conteneva *Bacillus antraci* vivo. L'esame del passato di Cao non rivelò, tuttavia, attività terroristiche. Non era mai stato all'estero dal giorno della sua immigrazione e nessuno dei file del suo computer o dei tabulati della sua posta elettronica mostrava alcuna attività illecita. Non c'erano legami con Al Qaeda o qualsiasi altro gruppo terroristico conosciuto. L'FBI era preoccupato perché Cao aveva fatto frequenti visite a New York prima e il giorno dopo gli attacchi dell'11 settembre, ma molti dei suoi amici e conoscenti testimoniarono che andava a trovare Nancy che era morta durante l'attacco. Sua madre fu portata nella sede della polizia e sottoposta ad interrogatorio. Quando Cao fu interrogato sul perché avesse mantenuto una fiala contenente antrace, mostrò loro i progetti di ricerca che stava seguendo. Anche se aveva disobbedito alla richiesta del suo referente di distruggere questi campioni, il Dr.Guowei, tuttavia, garantì per il suo allievo. Dopo averlo trattenuto per diverse settimane, e con l'approvazione del procuratore generale dato che tutte le accuse erano cadute, Cao fu rilasciato; tornò all'Università per terminare i suoi studi ma gli fu intimato di interrompere il suo lavoro con l'antrace.

Cao completò i suoi studi e conseguì la specializzazione. Il professor Guowei lo incoraggiò a continuare per ottenere il dottorato. Gli venne offerto un assistentato d'insegnamento che accettò.

Cao incontrò una ragazza coreana, Ming, una studentessa di uno dei suoi corsi e si fidanzò dopo la fine del semestre. Nel giro di un anno, lei si trasferì da Cao. Circa sei mesi dopo, il dottor Guowei chiese a Cao di partecipare a una conferenza scientifica di cinque giorni. Ming doveva frequentare i corsi e rimase a casa. Un sabato sera era nel suo appartamento e si stava preparando la cena. Stava cucinando il pollo fritto ma non aveva né salse di cottura né condimenti. Guardando nel fondo del frigorifero, trovò una bottiglia etichettata "salsa speciale di Cao." Quando mangiavano a casa, la maggior parte delle volte era Cao che cucinava. Sapeva che, quasi sicuramente, quella salsa avrebbe avuto un sapore gradevole; così rovesciò il contenuto del flacone sul suo cibo e lo mangiò. Nel giro di poche ore, iniziò ad avere nausea, mal di gola e febbre. Era la stagione influenzale, perciò pensò che il riposo a letto sarebbe stato sufficiente. Dopo due giorni, quando vide che non migliorava, chiamò un'ambulanza che la portò in ospedale. Quando Cao tornò a casa il giovedì, scoprì che Ming non era in casa. Trovò un messaggio della ragazza sulla segreteria telefonica, che lo informava che era malata e che era andata in ospedale. Quando Cao entrò in cucina, notò che Ming aveva lasciato la bottiglia della sua salsa speciale sul piano di lavoro. Cao originariamente aveva cinque fiale di antrace in laboratorio, non quattro. Poco prima che gli agenti federali perquisissero il suo laboratorio, Cao aveva preso l'ultima fiala e l'aveva nascosta nel bosco vicino a casa sua. Dopo che gli investigatori avevano finito la ricerca nelle sue proprietà, aveva preso la fiala, l'aveva rietichettata come salsa speciale, e l'aveva messa nel suo congelatore. Cao ricordò che recentemente aveva spostato la bottiglia nel frigorifero quando aveva sbrinato il congelatore e si era poi dimenticato di rimetterla a posto. Adesso, Ming poteva essere stata contagiata a causa di questo terribile errore! Si precipitò in ospedale. Quando arrivò lì, scoprì che Ming aveva...

*

Il Bacillus anthracis *è un batterio Gram-positivo, a forma di grosso bastoncino, presente nel suolo; esiste anche come endospora che può essere trovata nel terreno. Fu scoperto nel 1875 da Robert Koch, uno scienziato tedesco. Può infettare gli animali domestici, da fattoria, che pascolano nei campi. Le spore sono estremamente stabili e possono rimanere vitali per decenni. Gli individui a più alto rischio sono coloro che lavorano i* prodotti di origine animale (lana o carne) o lavorano nell'ambito della microbiologica o in un laboratorio clinico. Per gli individui considerati ad alto rischio è disponibile un vaccino. Il vaccino, che fu sviluppato da Louis Pasteur nel 1881, ha portato alla scomparsa, quasi totale, dei decessi causati da questo batterio. Il vaccino americano è cellulare, mentre la versione russa utilizza spore vive. Una piccola percentuale d'individui presenta una reazione al vaccino dopo l'inoculazione.

Il Bacillus anthracis in forma di polvere è in grado di trasmettere l'infezione per inalazione. Le endospore germinano nel sito d'ingresso, da qui possono poi entrare in circolo attraverso il sistema circolatorio e linfatico e, quindi, proliferare in tessuti ed organi. Un individuo esposto all'antrace presenta sintomi influenzali non specifici. La sopravvivenza a un'infezione acuta richiede il trattamento con antibiotici, come la penicillina e la ciprofloxacina, da mettere in atto il più presto possibile.

Lo studente laureato vero e proprio su cui si basa questa storia frequentò il corso di Patobiologia presso l'Università del Connecticut. Egli conservò le fiale di antrace e fu uno dei primi ad essere accusato secondo le nuove leggi antiterrorismo, come il Patriot Act di recente firmato. Lo studente fu assolto da tutte le accuse. Non aveva altre fiale nel suo laboratorio di ricerca o in casa.

Gli attentati contro i cittadini americani avvenuti con l'antrace inviato attraverso la posta degli Stati Uniti hanno portato alla realizzazione, da parte dell'Ufficio Postale degli Stati Uniti, di un programma sofisticato di sorveglianza per la rilevazione del Bacillus anthracis. La posta passa attraverso un dispositivo in cui le particelle sono catturare e inviati a un rivelatore per l'identificazione della firma genetica del batterio. Miliardi di pezzi di posta sono stati sottoposti a controllo, senza alcun incidente, fino a oggi. Un evviva per la U.S.PO.

(Ente Postale Statunitense)!

Fine della specializzazione
****

Marek Tauter era cresciuto nella capitale delle isole Gabba Tutu, nel Sud del Pacifico. Suo padre era un ricco imprenditore che si occupava di import-export e che aveva viaggiato in tutto il mondo alla ricerca di oggetti caratteristici da vendere. Marek aveva così potuto trascorrere una vita privilegiata. Era un ragazzo tranquillo, che studiava molto e amava leggere. Non era come gli altri ragazzi che volevano solamente giocare nei campi a calcio. A lui piaceva andare fuori, in quei campi, per studiare la natura e le sue meraviglie. Invece di prendere a calci uno stupido pallone, preferiva sezionare gli animali e gli insetti morti che trovava. Marek non aveva amici a scuola e non usciva con le ragazze, anche se non era gay. Il suo unico hobby era il tiro al bersaglio con la pistola. Poiché suo padre era un uomo ricco in un paese povero, doveva avere delle guardie del corpo. Queste insegnarono a Marek come usare le armi, e lui fantasticava di sparare ad alcuni dei ragazzi più grandi che, a scuola, commettevano atti di bullismo nei suoi confronti. Marek era intenzionato ad entrare in una buona scuola di medicina e voleva disperatamente lasciare le Isole. C'era tanta povertà, c'erano tanti problemi e soprattutto troppi indigeni ignoranti. Aveva un insegnante privato proveniente dal Regno Unito che gli insegnava l'inglese di sua Maestà, ampliando notevolmente le sue opportunità. Marek risultò il migliore dei diplomati della sua scuola superiore. Attraverso l'aiuto di un amico di suo padre, fu ammesso in una prestigiosa scuola di medicina a Londra. Questa scuola aveva uno speciale programma accelerato che gli avrebbe permesso di ottenere la laurea e la specializzazione in medicina in soli sei anni.

In questa scuola Marek rifiorì. Finalmente era in un posto pieno di intellettuali come lui. Una volta lì, si concentrò sul suo successivo obiettivo. Non aveva alcun interesse a vedere i pazienti e ad ascoltare le loro fastidiose lamentele. Per lo stesso motivo aveva scartato la psichiatria. Odiava i bambini per cui aveva escluso anche la pediatria. A causa di una malattia degenerativa della retina non poteva fare il chirurgo, anche se aveva qualcosa in comune con molti di loro, perché erano altrettanto arroganti quanto lui. Inoltre, non aveva un'elevata opinione delle donne. Si sentiva superiore a loro ed era poco interessato alle ragazze del suo corso di medicina. "*Sono lì solo perché qualcuno deve far nascere i bambini*", pensava tra sé.

Aveva deciso di fare ricerca e acquisire nuove conoscenze in ambito medico, per diventare un esperto del settore e per essere riconosciuto come uno scienziato. Si era reso conto che la specialità più adatta alle sue attitudini era la patologia. Per prepararsi ad una vita nel campo della ricerca, Marek, subito dopo la laurea in medicina, si iscrisse ad un corso di dottorato in modo da poter imparare a fare ricerca medica e a scrivere le relative richieste di finanziamento. Scelse la microbiologia come sottospecialità e completò il dottorato in soli due anni. La tesi del suo dottorato di ricerca aveva come tema le vie di trasmissione della Rickettsia, un batterio contagioso. Marek era ormai pronto a scegliere un corso di specializzazione e studiò con attenzione le diverse opzioni. Non era mai stato negli Stati Uniti e sentiva che sarebbe stata la migliore scelta per il suo futuro. Per ottenere l'ammissione a un corso di specializzazione negli Stati Uniti, sapeva che doveva superare bene l'esame della Educational Commission for Foreign Medical Graduates, un test utilizzato per valutare la preparazione dei laureati medici stranieri che vogliono accedere ai corsi di specializzazione negli Stati Uniti. Inoltre, completò i passaggi 1 e 2 per la U.S. Medical License Examination, un obbligo per gli studenti di medicina americani e stranieri. In preparazione di questi esami, si iscrisse a corsi on-line facendo delle simulazioni delle domande.

A volte, quando sbagliava una risposta, pensava tra sè e sé: "*Oggi ho nuove informazioni che rendono questa risposta sbagliata. Come posso fare bene un test costituito da quesiti antiquati, scritti da insegnanti non aggiornati che non hanno fatto alcuna ricerca negli ultimi decenni? Credo che dovrò solo scegliere la comunemente accettata 'risposta stupida'*". Ma non aveva importanza; Marek, in tutti questi esami, fece molto bene. Sapeva di essere pronto ad affrontare un nuovo mondo. Ma il mondo era pronto per lui?

Il passo successivo fu quello di fare domanda per il National Resident Matching Program, o più semplicemente, il "Match". Marek fu invitato a colloquio da sei differenti corsi di specializzazione in patologia negli Stati Uniti: i migliori corsi della nazione. Avere un Ph. D. in un campo correlato alla patologia gli aveva dato un vantaggio rispetto agli altri studenti. Una volta ricevuto il calendario dei colloqui in anticipo via e-mail, trascorse un bel po' di tempo a esaminare gli interessi di ricerca di ciascun docente. Lesse e studiò le loro pubblicazioni più recenti. Durante le interviste, pose domande concrete e altamente provocatorie sul loro lavoro. Benché sapesse di essere più intelligente di tutti loro, doveva stare attento a non dimostrare il suo enorme ego, ma era un manipolatore intelligente. Anche se odiava queste persone, riconosceva che aveva bisogno di loro per arrivare dove voleva.

Alla fine del periodo delle interviste per il "Match", lui e gli altri candidati espressero la preferenza sulle scuole che volevano frequentare ed anche i singoli corsi di specializzazione classificarono gli studenti nel loro ordine di priorità poiché ogni scuola aveva un certo numero di posizioni libere. Allo studente, la cui scelta prioritaria corrispondeva alla graduatoria stilata dalla scuola, veniva automaticamente offerta l'ammissione. Se rimaneva un posto libero in un dato corso, la scuola avrebbe dovuto affrettarsi a trovare qualcuno che non era abbinato a nessun programma o, per qualche motivo, non figurava nel Match. La reputazione di una scuola sarebbe stata declassata se avesse lasciato posti scoperti. Se le scelte degli studenti non corrispondevano con i posti disponibili, avrebbero dovuto trovare altri corsi con posti aggiuntivi vacanti.

Il giorno del Match, Marek vide una compagna di studi che piangeva nel corridoio con in mano il risultato del suo Match. Le era stato negato l'ingresso a un corso di pediatria, una delle specialità più ambite.

"Cosa devo fare adesso?", chiese a Marek. "Pediatria è l'unica cosa che voglio fare".

"Fai un anno in un altro settore e poi chiedi il trasferimento a pediatria", le rispose. Ma quello che pensava veramente era che lei non aveva alcuna possibilità anche se era una persona premurosa che piaceva molto ai bambini. Marek pensò tra sé e sé: "*Non abbiamo bisogno di compassione in questo campo"*. La medicina è una scienza seria. Marek lasciò l'edificio e non pensò più a lei.

Al Dr. Marek Tauter fu concessa l'ammissione ad una scuola in California, sulla West Coast. Questa scuola era classificata tra le prime tre tra quelle che avevano corsi di formazione in patologia. Era la sua prima scelta e lui non vedeva l'ora di iniziare. Stava per far vedere a tutti loro il prossimo, grande vincitore del Premio Nobel per la medicina.

Marek arrivò al campus una settimana prima per trovare un appartamento, comprare una macchina e prendere parte al programma di orientamento che prevedeva anche la visita della struttura.

"Che spreco di tempo", disse al suo padrone di casa. "Mi tocca trascorrere i prossimi quattro anni con questi idioti. Perché dovrei sottostare alle loro idee?". Ma frequentò il programma di orientamento, parlò poco con chiunque, mangiò gli antipasti e lasciò i vari incontri alla prima occasione.

Quando il corso di specializzazione finalmente iniziò, fu predisposto e pubblicato dallo specializzando più anziano il programma di frequenza con rotazione tra le diverse discipline, per ciascuno specializzando. Il "SR" era colui che veniva selezionato dalla facoltà come il miglior specializzando della classe senior.

Dopo aver incontrato tutti gli specializzandi in arrivo, Marek pensò: *"Non c'è dubbio, sarò il SR in pochi anni"*. Il corso di specializzazione in patologia era stato suddiviso in anatomia patologica e patologica clinica, due anni ciascuna. Anatomia Patologica includeva patologia chirurgica, citologia e il servizio autoptico. Patologia clinica comprendeva chimica, microbiologia, ematologia, e la banca del sangue.

Marek scrisse sul programma quello che pensava di ogni periodo di frequenza.

Patologia chirurgica: "*Padroneggerò questo argomento in 3 settimane, al massimo*".

Citologia: "*Chi si preoccupa del PAP test? Questo è per le donne*".

Autopsia: "*Stupido. Sono morti. Non posso aiutarli ......*".

Microbiologia: "*Potrei insegnare questa disciplina meglio di quello che possono loro*".

Banca del sangue: "*Laurea in Medicina per dispensare il sangue? Dovrebbe farlo un farmacista*".

Il programma di formazione lasciava del tempo per le frequenze facoltative. Gli specializzandi potevano scegliere una formazione sub-specialistica in specifiche aree d'interesse, come andare al di fuori degli ospedali, per avere una prospettiva su come operano altri laboratori o condurre una ricerca. Marek sapeva che avrebbe optato per la conduzione di un ricerca.

*

Il primo periodo di frequenza del Dr. Tautoru ebbe inizio nel laboratorio di chimica da me diretto. La maggior parte dei miei specializzandi non era interessata a investire nella chimica clinica come obiettivo finale di carriera. L'attività giornaliera nel laboratorio di chimica clinica comprende la gestione delle risorse finanziarie e del personale, l'ingegneria biomedica e delle tecnologie informatiche. Uno dei miei specializzandi, una volta mi disse: "Non ho fatto medicina per diventare il gestore di un processo industriale". Per alcuni degli specializzandi frequentare il laboratorio di chimica era un'imposizione, perché, come disse uno studente universitario qualche anno fa, era ai loro occhi la "disciplina scientifica peggiore". La maggioranza degli specializzandi aveva scelto la patologia per esaminare e firmare referti di campioni bioptici, non per far funzionare laboratori. Per questo motivo, chiedevano ferie in uno dei giorni del terzo mese del periodo di frequenza. La maggior parte dei miei specializzandi era pronta a spostarsi quando il periodo di frequenza era terminato, ma almeno tutti avevano cercato di imparare e si erano dimostrati cordiali. Marek, invece, fu un'eccezione. Dopo un paio di settimane, mi disse che la frequenza del mio laboratorio era stupida e inutile.

"Nella maggior parte degli ospedali, il laboratorio è gestito da un capotecnico", osservò Marek. "Fanno funzionare e andare avanti le attività nei tempi previsti" disse, il che significa che gli strumenti devono funzionare 24 ore al giorno ed i risultati devono essere pronti nei tempi di risposta stabiliti. "Ma non hanno bisogno di un medico altamente qualificato come me. Ho cose più importanti da fare e devo occupare al meglio il mio tempo".

Marek durante la maggior parte del periodo di frequenza fu quasi sempre assente. Quando era presente, era molto arrogante con il personale tecnico. Quando ricevette un reclamo da un medico su un ritardo di refertazione di un test, rimproverò il personale del laboratorio che era stato coinvolto nella vicenda. Dopo il secondo episodio, mi incontrai con Marek nel mio ufficio con la porta chiusa.

"Questo comportamento non è professionale e non posso tollerarlo. So che non ti interessa la chimica, ma non devi rovinare il mio servizio. Scusati con le persone coinvolte e, se si ripete un episodio analogo, ti butto fuori dalla frequenza. Ricorda che, senza il completamento positivo del periodo di frequenza in chimica clinica, non ti specializzi".

Marek era dispiaciuto, non a causa del suo comportamento, ma perché aveva lasciato che il suo ego prendesse il sopravvento. Si rese conto che questo non era il modo per avere successo. Per il resto del periodo di frequenza, si comportò come uno specializzando modello. Io e lui parlavamo raramente a meno che non fosse assolutamente necessario.

La successiva frequenza di Marek era programmata presso il laboratorio di microbiologia clinica. Giurò a se stesso: "*Questo periodo di frequenza sarà diverso. Farò finta di essere interessato e d'imparare qualcosa, ma in realtà, comincerò a fare il mio vero lavoro di ricerca*".

Il Dr. Giorgio Rotunno era italiano e si era formato a Roma come microbiologo. La specialità di Giorgio era lo studio dei microrganismi resistenti agli antibiotici. I suoi studi di ricerca erano finanziati dal National Institutes of Health. Giorgio era stato al General Hospital per 20 anni e aveva un background eccezionale come clinico, ricercatore ed insegnante. Aveva una moglie e tre figli adolescenti, che, essendo nati negli Stati Uniti, erano completamente americani, senza alcun accenno di accento italiano. Giorgio, viceversa, parlava ancora come l'immigrato di prima generazione che era. Marek, non essendo anche lui americano di nascita, trovò questo confortante. Giorgio aveva giocato a calcio quando era a scuola e aveva allenato diverse squadre di ragazzi. Il figlio maggiore era capitano della squadra del suo liceo e, ogni volta che era in città, Giorgio non perdeva mai l'occasione di assistere a una partita.

Il Dr. Rotunno aveva letto parte della tesi di dottorato di Marek durante il suo colloquio al Match, ed era stato in gran parte il responsabile dell'alta priorità assegnatali dal Dipartimento, alta priorità che aveva determinato l'abbinamento di Marek con il corso di specializzazione del General Hospital. Giorgio era rimasto impressionato dalla competenza di Marek e dall'interesse per la microbiologia. Marek riusciva a gestire le sue attività in modo efficiente e lavorava duramente durante la sua frequenza, questa volta senza lamentele da parte del capo sezione.

Dopo un mese dall'inizio della frequenza, Giorgio chiese a Marek di prendere in considerazione la possibilità di fare ricerca in un'area di sua competenza. Marek colse al volo l'occasione. Vide il Dr. Rotunno come la chiave per il suo futuro. Anche dopo la fine della sua frequenza obbligatoria, Marek continuò a lavorare sul progetto di ricerca assegnatoli da Giorgio. Lavorò notti, week-end e anche le giornate festive. Soddisfatto dei progressi fatti, il Dr. Rotunno chiese a Marek di progettare un esperimento per spiegare come un particolare ceppo di batteri mutato potesse diventare resistente ad un antibiotico di uso comune. Marek studiò la letteratura, parlò con alcuni esperti al telefono e attraverso scambi di posta elettronica, e presentò un progetto di ricerca. Il Dr. Rotunno ritenne che l'idea fosse non convenzionale e un po' azzardata, ma decise di sostenere il lavoro.

Marek trascorse i successivi sei mesi a provare la sua teoria e, contemporaneamente, a frequentare la banca del sangue e l'ematologia. Quando finì la sua ricerca, presentò il suo lavoro al Dr. Rotunno. Impressionato dai risultati, Giorgio chiese a Marek se fosse interessato a presentare il suo lavoro in occasione del convegno nazionale di microbiologia. Marek ne fu entusiasta.

Preparò un abstract e due medici lo presentarono insieme con Marek come autore principale e Giorgio come autore senior. Due mesi più tardi, Marek ricevette una lettera che lo informava che il suo lavoro era stato accettato per la presentazione. In quel convegno, la maggior parte degli abstracts era stata accettata per la presentazione come "poster". Il ricercatore doveva preparare il suo lavoro, sotto forma di un manifesto scritto, e all'ora prestabilita, nel corso della conferenza, doveva rimanere accanto al poster per incontrare altri ricercatori interessati a discutere il lavoro con lui. I ricercatori, il cui abstract aveva ottenuto un punteggio più alto da parte della commissione, venivano invece invitati a presentare il loro lavoro sotto forma di presentazione orale. L'abstract di Marek era stato selezionato come una delle comunicazioni orali. Lui e gli altri selezionati in questa categoria, avevano ciascuno a disposizione due minuti, altri tre minuti erano riservati alle domande da parte del pubblico.

Quello che il Dr. Rotunno non sapeva era che lo studio di Marek non era effettivamente riuscito a dimostrare il meccanismo di resistenza ai farmaci. Pertanto, la sua teoria non era corretta. Marek aveva intrapreso ulteriori studi per salvare la sua ipotesi, ma senza successo. Prima di quel momento, non aveva mai sbagliato nulla, e ne uscì a pezzi. Non poteva affrontare il Dr. Rotunno e dirgli che la sua teoria era sbagliata. Così riaprì il foglio elettronico contenente i risultati dei suoi esperimenti e ne modificò alcuni in modo che corrispondessero alla sua ipotesi.

"Il Dr. Rotunno non è abbastanza sveglio da capire che cosa ho fatto", disse a se stesso. Quattro mesi più tardi, quando fu il momento di presentare il lavoro a una platea nazionale, si aprirono molte discussioni. Dopo la presentazione di Marek,

molti scienziati salirono sul podio per congratularsi con lui per lo studio ma alcuni erano scettici sulle conclusioni e dissero che avevano intenzione, una volta ritornati nei loro laboratori, di replicare i suoi esperimenti. Marek non sapeva che questa era una pratica standard nella ricerca clinica. Pensava che avrebbero solo accettato le sue conclusioni come vangelo e che sarebbero passati ad altri argomenti. Il suo lavoro non era mai stato contestato prima di quel momento. E a quel punto, si era convinto che la sua contraffazione fosse la verità.

*

L'anno successivo, il Dr. Tautoru iniziò la sua formazione in patologia chirurgica. Scoprì subito che si era sbagliato su quanto semplice fosse questo lavoro. I patologi lo tenevano occupato fino alle 20:00 o 21:00 ogni sera, così aveva poco tempo per pensare alla sua ricerca di microbiologia. In realtà, imparò molto sulla patologia e ne rimase intimorito. Gli specializzandi spesso trascorrevano altri due anni con una borsa di studio in patologia chirurgica al fine di padroneggiare al meglio questa disciplina. Marek imparò abbastanza per capire che la patologia chirurgica non era adatta a lui. *"I patologi sono talmente presi a firmare referti che non hanno tempo per fare una vera e propria ricerca"*, ragionava tra sé e sé.

L'anno successivo, il Dr. Rotunno iniziò a ricevere messaggi sulla ricerca di Marek. Nessuno dei suoi colleghi era riuscito a replicare i risultati del lavoro. Tutti avevano ottenuto risultati che erano proprio il contrario di quello Marek aveva riferito. Giorgio tornò al laboratorio per accedere ai dati originali che erano ancora sul computer che Marek aveva utilizzato. Paragonò i dati grezzi generati dallo strumento usato da Marek con i file statistici utilizzati per generare le sue conclusioni. I dati inseriti nel programma di statistica erano stati invertiti. "*Poteva questo essere stato un errore in buona fede? Poteva esserci stato un problema in qualche parte del computer?*". Sospettando il peggio, andò dal genio del computer del dipartimento per cercare di scoprire.

Tommy Smith era un maestro nel recuperare dagli hard disk i file cancellati. Tommy aveva imparato questa pratica durante uno stage con la Central Intelligence Agency (CIA). Aveva avuto una breve carriera come tecnico informatico forense. Ma non gli piaceva tutta quella segretezza, per cui decise di cambiare lavoro ed entrare nel settore della patologia. Sapeva che, a meno che l'unità non fosse stata nuovamente formattata, sarebbe stato in grado di recuperare gran parte, se non tutti, dei file di Marek, anche se li aveva eliminati dal cestino del suo computer. Marek aveva fatto una copia dei suoi file di dati, poi aveva alterato la copia e, quindi, cancellato l'originale. Se avesse semplicemente cambiato il file originale, il recupero non sarebbe stato possibile. Dopo una giornata, Tommy inviò via email al Dr. Rotunno il file originale recuperato. Non era stato sovrascritto da altri dati.

"Non so cosa significhi, Doc, ma qui ci sono i file dei dati originali" scrisse Tommy nella sua e-mail con i dati allegati. Giorgio scoprì anche che lo strumento che Marek aveva usato popolava automaticamente i risultati direttamente nel software statistico. I dati dimostravano che la conclusione originale di Marek era la stessa a cui i colleghi di Giorgio erano arrivati: che la teoria del Dr. Tautoru si era dimostrata falsa. Marek aveva creato un file dove i dati esatti erano stati modificati. Giorgio tornò ai file dello strumento per vedere se era stato fatto un nuovo esperimento, i cui dati coincidevano con la creazione di questo file. Non né trovò nessuno. Giorgio concluse che Marek aveva falsificato le sue scoperte.

Inorridito, il Dr. Rotunno chiamò Marek per programmare un incontro nel suo ufficio quel pomeriggio. Gli disse che c'era qualcosa di sbagliato sui suoi dati di ricerca. Marek sapeva che se si fosse sparsa la voce che aveva falsificato i dati, la sua carriera, ancora agli inizi, sarebbe stata rovinata. Nel corso della pausa pranzo, Marek andò a casa, trovò la pistola che aveva fin da bambino e andò nello studio del Dr. Rotunno.

Ero nel mio ufficio in fondo al corridoio, dove c'era anche lo studio di Giorgio, intento a consumare il mio pranzo. Vidi Marek passare davanti alla mia stanza, ma non vi diedi peso. Stavo aprendo la mia posta quando sentii un forte colpo. Era una giornata chiara e soleggiata, per cui non poteva essere stato un tuono. Il rumore veniva dall'ufficio di Giorgio. Lasciai il mio panino e il tagliacarte e mi precipitai nella direzione del colpo. La porta dell'ufficio di Giorgio era aperta e Marek era lì, in piedi, con in mano l'arma. Marek era in stato di shock e non si mosse. Il Dr. Rotunno era accasciato sulla sedia, il sangue stava scorrendo sul tappeto. Nella mano del Dr. Rotunno c'era l'avviso di un'indagine per frode nella ricerca che aveva depositato presso l'ufficio conformità della ricerca della scuola. Era suo dovere fare questa segnalazione, poiché il suo lavoro era stato finanziato dal governo federale. Stava proprio per pubblicare questa denuncia. Presi con prudenza la pistola dalla mano di Marek e lui non reagì. Il suo sguardo era drammaticamente perso nel nulla.

Marek Tautoru fu condannato per omicidio di secondo

grado. La giuria stabilì che le sue azioni non erano premeditate, voleva solo spaventare il Dr. Rotunno, ma perse il controllo quando vide la lettera di denuncia. Marek fu condannato a otto anni e sottoposto a cure psichiatriche. Il dipartimento del General Hospital istituì una borsa di studio in memoria del Dr. Giorgio Rotunno. Ogni anno, a uno specializzando meritevole, sarebbe stato assegnato un modesto compenso per condurre una ricerca clinica nel dipartimento. La famiglia di Giorgio partecipò alla cerimonia di premiazione inaugurale. Io tenni un breve discorso in memoria del Dr. Rotunno.

Questo fu il terzo caso di omicidio o omicidio colposo verificatosi in diversi dipartimenti ed io ero stato coinvolto in tutti e tre i casi. Cao Pham fu incriminato per l'omicidio colposo della sua fidanzata quando morì per un avvelenamento da antrace. E poi c'era Calvin, la cui famiglia morì per mano di un guidatore ubriaco e drogato. Calvin era stato il mio Direttore di Tossicologia, ma abbandonò dopo la morte dei genitori solo per perseguire il profitto a discapito e miseria degli altri.

*

La diminuzione della disponibilità dei finanziamenti federali per condurre ricerche, e la pressione per la promozione universitaria e per ottenere un incarico di ruolo che richiedono un supporto finanziario indipendente, hanno portato ad una crescente incidenza delle frodi tra i ricercatori negli ultimi anni. Il National Institutes of Health's Office of Management Assessment ha definito una procedura operativa per la comunicazione di frodi, sprechi e abusi da parte di beneficiari. L'Ufficio dell'Ispettore Generale supervisiona le situazioni di abuso da parte dei contraenti. Chiunque sia coinvolto in un finanziamento può segnalare una frode a questi uffici, a seguito della quale viene avviato un audit finanziario o di revisione tra pari delle scoperte scientifiche. Le sanzioni per le organizzazioni e gli individui condannati per questi reati includono la revoca del finanziamento, multe al ricercatore o all'istituzione e la detenzione degli individui colpevoli. Recentemente, la Cornell University ha liquidato una causa di frode rimborsando $ 2.6 milioni al NIH. Questo caso si è basata sulla mancanza di una completa informativa relativa ad un finanziamento preesistente, da parte dei ricercatori.

Ci sono anche norme che riguardano le responsabilità dei ricercatori relative agli studi clinici sponsorizzati dall'industria. Esiste, infatti, un conflitto d'interessi se un ricercatore principale partecipa a uno studio sponsorizzato da una ditta con la quale ha attività finanziarie personali, come azioni, compensi o stock options. E' possibile che il ricercatore possa alterare il risultato di uno studio a favore dello sponsor, beneficiando così, personalmente, di un reddito futuro della società. Il ricercatore o il clinico devono riconoscere che lo scopo dell'industria farmaceutica e delle aziende che producono apparecchiature diagnostiche, dispositivi medici o test di laboratorio è il profitto economico, mentre il medico o lo scienziato deve essere interessato solo alla verità scientifica e al miglioramento sistema sanitario.

La rovina del Dr. Rotunno è stata causata dal non aver controllato regolarmente il lavoro del suo allievo. Si fidava del fatto che Marek stesse facendo i suoi studi in maniera oggettiva e senza condizionamenti. Come ricercatore clinico attivo, non riesco ad addossare troppe colpe al comportamento del Dr. Rotunno. Questi specializzandi non sono universitari o laureati, ma professionisti con laurea in medicina. Ci aspettiamo che essi non abbiano bisogno di tante indicazioni personali quante ne avrebbero potuto aver bisogno nella fase inziale della loro carriera.

Oltre a questo, gli scienziati clinici, a differenza dei ricercatori *delle scienze di base, hanno la responsabilità aggiuntiva della cura del paziente o, nel caso di Giorgio, del proprio laboratorio clinico. Pertanto, è estremamente difficile ottenere il finanziamento federale quando ci si può dedicare solo per una parte del tempo professionale alla ricerca. Riconoscendo questo, il National Institutes of Health ha istituito un programma per incoraggiare ulteriori ricerche da parte degli scienziati medici. Una peculiarità di questo programma è "ridurre" il tempo di un medico dedicato alle responsabilità cliniche al fine di fare ricerca.*

Il vero studente su cui si basa questa storia era uno specializzando di patologia alla University of Washington nel giugno del 2000. Lo specializzando, sconvolto per essere stato espulso dal corso, sparò quattro colpi di pistola e uccise il Dr. Rodger Haggitt, un famoso patologo gastrointestinale. Lo studente, il dottor Jian Chen, poi puntò la pistola contro se stesso.

Consenso

Il nostro programma di formazione per tecnici di laboratorio clinico consiste nell'insegnamento ai nostri studenti della pratica della medicina di laboratorio, così come degli studi di ricerca e degli studi clinici che sono in corso nel mio laboratorio. Per la maggior parte dei medici e dei non addetti ai lavori, quando qualcuno dice o, quando si afferma in una pubblicità, che un determinato prodotto è stato verificato in una "sperimentazione clinica", ciò normalmente significa che è stato condotto uno studio di ricerca per determinare i benefici clinici dello stesso, qualora si tratti di un farmaco o dispositivo medico. Tali dichiarazioni riportate nella pubblicità dei prodotti hanno lo scopo di dare più credito e migliorare l'immagine del prodotto stesso.

Nel laboratorio clinico è anche necessario effettuare determinati studi per valutare i prodotti da utilizzare sul sangue del paziente o su altri liquidi biologici. Questi studi verificano le indicazioni riguardanti l'utilizzo di un test e il valore delle informazioni fornite; informazioni che possono essere utilizzate da un medico per diagnosticare, trattare e, in alcuni casi, prevedere gli esiti di una malattia. Uno degli studi che abbiamo condotto qualche anno fa implicava il prelievo di una provetta supplementare di sangue per poter valutare un nuovo test per le malattie cardiache. Il protocollo fu presentato all'"Institutional ReviewBoard (IRB)" (corrispettivo dei nostri Comitati Etici, nota del traduttore) della nostra università, dove i membri del Consiglio dovevano valutare se i benefici per coloro che accettavano di partecipare allo studio superavano i rischi. I "benefici" potrebbero non avere un effetto immediato sulla cura dei pazienti, ma potrebbero influire sul loro trattamento futuro. In alternativa, i benefici possono essere definiti anche come un avanzamento delle conoscenze mediche nel loro complesso. Queste sono alcune delle questioni che l'IRB deve prendere in considerazione.

Gli studi clinici che interessano i farmaci e i dispositivi medici sono condotti accuratamente per determinarne il profilo di efficacia e di sicurezza. I farmaci possono produrre effetti collaterali negativi e persino la morte, senza alcun preavviso. Pertanto le agenzie di regolamentazione, come la Food and Drug Administration, svolgono un ruolo essenziale nel proteggere i pazienti dagli effetti negativi imprevisti. Vendita e commercializzazione dei farmaci non possono essere avviate senza l'approvazione di tali agenzie.

Esiste una situazione simile per quanto riguarda i test diagnostici in vitro (IVD). I test clinici di laboratorio sono progettati per fornire informazioni cliniche che vengono utilizzate dai medici per curare i loro pazienti. I test stessi non provocano danni. Tuttavia, i risultati errati possono trarre in inganno un medico e indurlo a utilizzare un farmaco o una terapia sbagliata. A causa di questo potenziale pericolo, la FDA regolamenta anche la maggior parte dei test di laboratorio e gli strumenti che generano i risultati di tali test. I nuovi test di laboratorio devono essere valutati attraverso una sperimentazione clinica. I risultati devono fornire informazioni cliniche che siano uguali o superiori al test esistente nell'uso corrente. Naturalmente, i test che producono risultati inferiori verosimilmente non verranno approvati dalla FDA.

Un elemento importante nella maggior parte degli studi clinici per l'IVD consiste nella raccolta di campioni di sangue aggiuntivi, campioni su cui verrà successivamente eseguito il test sperimentale. Prelevare il sangue, al di fuori del contesto delle cure mediche del paziente, è considerato un atteggiamento invasivo e richiede il consenso scritto da parte del potenziale donatore. Recentemente, ho avuto una discussione su questo argomento con uno dei miei studenti, Justin Forta. Lo sponsor dello studio ci aveva chiesto di prelevare una piccola quantità di sangue in più, nello stesso momento in cui veniva effettuato un prelievo venoso per le cure mediche di routine del paziente.

"Perché dobbiamo chiedere il permesso per prelevare solo poche gocce di sangue in più?", chiese. "Se un uomo di dimensioni normali ha oltre di 5 litri di sangue, come Lei ci ha detto, stiamo solo prendendo una quantità corrispondente ad un cucchiaino", disse Justin. "Di certo non soffrirà per la mancanza di quella piccola quantità. Non c'è problema né per la puntura con l'ago e neanche per le poche gocce in più di sangue prelevato!".

"Dal momento che il sangue non viene utilizzato per cure mediche immediate, anche se ne abbiamo bisogno di poco, prima dobbiamo chiedere l'autorizzazione. C'è bisogno di chiedere il permesso perfino per avere l'urina, anche se la espelliamo tutti i giorni", spiegai.

"Ma questo non ha senso. Raccogliamo sempre più sangue di quello che usiamo e poi buttiamo via il resto. Perché questo si può fare?".

Risposi: "Il sangue in più che preleviamo è per essere sicuri di averne abbastanza per i nostri test. Ne raccogliamo una quantità maggiore del necessario nel caso si debba ripetere un test al fine di ottenere il risultato corretto".

"Non potremmo usare questo sangue in più che è previsto come riserva, invece di chiederne dell'altro?", chiese Justin.

"Spesso lo facciamo, però la maggior parte delle volte, abbiamo bisogno anche di alcune informazioni cliniche del paziente e, per guardare la sua cartella clinica, serve il suo permesso. Solo in situazioni in cui sarebbe difficile o impossibile ottenere il consenso del paziente, possiamo ottenere l'autorizzazione dalla nostra commissione IRB ad utilizzare il sangue rimasto senza il consenso", dissi.

Justin era ancora confuso. "Ma Lei, come Direttore del laboratorio, non ha il permesso di esaminare in ogni caso le cartelle cliniche. Quale è la differenza?".

"Questo è vero quando si tratta di dare assistenza medica ai nostri pazienti. L'accesso alla cartella clinica di un paziente è, a volte, necessario per una corretta interpretazione dei risultati di laboratorio. Ma questa autorizzazione non è estesa alla conduzione della ricerca clinica. Così quando guardo le cartelle cliniche, devo essere sicuro che lo sto facendo per il giusto motivo", spiegai. "Il nostro accesso è regolamentato e controllato dal nostro ufficio della privacy, per garantire che sia appropriato e necessario. Ci sono stati casi in cui l'accesso è stato eseguito in maniera inappropriata dal personale sanitario e ciò ha portato a rilevanti azioni disciplinari nei confronti del trasgressore".

"Mi può dire quando è accaduto?", chiese Justin.

"Conosci Farrah Fawcett, l'affascinante bionda delle Charlie's Angels?", chiesi.

"Vuol dire Drew Barrymore", rispose Justin.

"No, era una serie televisiva e Farrah era una delle protagoniste. In ogni modo, sviluppò un cancro anale e morì nel 2009 a Los Angeles. Prima che morisse, un dipendente dell'Università della California aveva esaminato la sua cartella clinica e aveva venduto la notizia del suo cancro e altre informazioni cliniche ad un giornale scandalistico. Questo caso portò all'approvazione di una legge sulla privacy più rigida e a sanzioni più elevate per la violazione del riserbo delle informazioni mediche", conclusi.

Tornando al tema originale, Justin chiese: "Così la necessità di ottenere il consenso del paziente per accedere alle informazioni clinichenasce dal caso di Farrah?".

Dissi: "No, il processo del consenso informato è stato creato parecchi decenni prima della sua morte ......".

*

Satchel era uno schiavo della famiglia Stubbs nell'Alabama rurale. Lui e i suoi figli lavoravano i campi di cotone per 12 ore o più al giorno. Dopo che il Sud perse la guerra tra gli Stati, Satchel e la sua famiglia furono dichiarati liberi. La famiglia Stubbs convertì Satchel e altri schiavi in mezzadri. Una parte del raccolto di ogni mezzadro doveva essere pagata al proprietario, e questa pratica andò avanti per diverse generazioni.

Uno dei nipoti di Satchel, Leroy Willis, nacque pochi anni

dopo la fine del secolo. Né lui né i ragazzi e le ragazze della sua generazione ricevettero una sufficiente istruzione formale, e Leroy era analfabeta. Questa mancanza d'istruzione era un modo della famiglia Stubbs per mantenere i loro antichi schiavi allo stato di braccianti e le donne come cameriere nella loro piantagione.

A differenza dei suoi fratelli, sorelle e cugini, Leroy non voleva lavorare i campi per tutta la vita. Quando compì 20 anni, lasciò la sua casa e ottenne un lavoro come benzinaio nella piccola città di Tuskegee, in Alabama. Quasi tutti gli abitanti di questa città erano neri, e Leroy non ebbe problemi a inserirsi. Nel corso degli anni, imparò come fare piccole riparazioni sulle automobili. Leroy non era sposato, ma aveva un gran numero di amiche e conoscenti femminili. Mentre era sul finire dei trent'anni, Leroy contrasse una malattia venerea. Il suo corpo era pieno di ferite ed eruzioni cutanee, tra cui un'ulcera sul pene. La lesione era indolore e continuò ad avere rapporti sessuali con partner femminili. Dopo un paio di settimane, andò al General Hospital di Tuskegee. I medici conoscevano molto bene i segni e i sintomi che presentava.

"Sei stato con un sacco di donne?", fu una delle prime domande che fece Cedric Brown, uno dei medici della clinica.

"Sì, signore, ho dato loro un po' di alcolici e ce la siamo spassata" disse Leroy. Anche se il proibizionismo si concluse nel 1933, circa 8 anni più tardi, con l'abrogazione del 18° Emendamento, Leroy riusciva ad avere alcol di contrabbando da vicini e amici.

"Hai il sangue cattivo", disse il medico. Non sapeva neppure lui quale fosse la causa della malattia.

"Hai qualcosa da darmi per questa malattia?", chiese

Leroy.

"Ci sono alcuni medici bianchi in città, che possono aiutarti", rispose il medico.

"Quanto mi costerà questo, perché non ho molti soldi?", disse Leroy.

"C'è una sorta di studio per il quale il governo sta coprendo le spese. E non ti costerebbe nulla", rispose il medico.

*

Il Dr. Denis Cypress era uno scienziato di alto livello del Public Health Service degli Stati Uniti ed era il ricercatore principale per lo studio sulla sifilide di Tuskegee. Questo studio fu avviato nel 1932 con l'obiettivo di indagare gli effetti clinici a lungo termine delle persone affette da questa infezione. Il Dr. Cypress ed i suoi collaboratori speravano di comprendere e mappare l'evoluzione della malattia in modo tale che, quando i farmaci fossero stati disponibili, avrebbero potuto essere utilizzati al momento opportuno. Il Dr. Brown contattò il Dr. Cypress dicendogli che aveva un paziente con le caratteristiche per lo studio sulla sifilide. Il Dr. Cypress si incontrò con Leroy la settimana successiva.

"Ti daremo delle pillole che ti aiuteranno a trattare il sangue cattivo", disse a Leroy.

"Queste pillole mi guariranno?", chiese Leroy.

"Sono proprio quelle di cui hai bisogno", disse il Dr. Cypress. Il ricercatore non disse a Leroy che queste pillole erano semplicemente a base di zucchero e non erano un trattamento efficace per la sifilide. "Non *farà male a questo povero ragazzo*", pensò tra sé, "*e noi possiamo imparare molto su questa malattia per poter aiutare i pazienti futuri*".

Leroy accettò di essere un soggetto dello studio. Gli furono date alcune pillole che doveva prendere ogni mese e fu sottoposto esami medici e fisici ad intervalli regolari. In un primo momento Il trattamento sembrò agire, e la sua eruzione diminuì un po'. Leroy si sentiva meglio e pensò che sarebbe tornato ad essere quello di un tempo. In realtà, l'iniziale successo clinico di Leroy era dovuto al ben noto "effetto placebo". Lui credeva che queste pillole lo avrebbero aiutato, e il suo corpo e la sua mente risposero in modo appropriato. Nel corso degli anni successivi, però, i suoi sintomi peggiorarono. Iniziò a soffrire di disturbi neurologici, tra cui debolezza, mal di testa, e dolori muscolari. Non era più in grado di lavorare e venne posto sotto la tutela dello Stato.

*

Pochi anni dopo, si scoprì che la penicillina era un trattamento utile per la sifilide, anche se non era immediatamente disponibile presso il General Hospital di Tuskegee. Il Dr. Cypress si era affezionato a molti dei suoi pazienti e implorò il Public Health Service di consentirgli di ritirare i suoi malati dallo studio e trattarli con l'antibiotico. Ma gli amministratori gli dissero che le informazioni raccolte da questi soggetti erano così preziose che compensavano la possibilità, seppur esigua, che questi uomini avevano di essere curati durante le fasi terminali dell'infezione. Quindi, a Leroy e a molti altri uomini di Tuskegee fu negato il trattamento. Non fu detto loro che i farmaci erano disponibili. Il Dr. Cypress credeva che questo fosse sbagliato, ma gli altri ricercatori principali dello studio non cambiarono idea. In segno di protesta per questa decisione, il Dr. Cypress si dimise dalla sua posizione di ricercatore principale e lasciò l'Alabama per aprire uno studio medico a Burlington nel Vermont, lontano dall'Alabama rurale. Questo suo atto di denuncia ebbe scarso impatto sul corso dello studio, che continuò per più di venti anni.

Leroy sviluppò problemi cardiaci, perse la vista e cadde in uno stato di delirio. Quando diventava violento, gli infermieri lo sedavano con tranquillanti. Fu mandato a casa, dove morì pochi mesi dopo. Non si era mai sposato, ma aveva infettato molte donne ed era padre di diversi bambini che avevano sviluppato la sifilide congenita. A Leroy non fu mai spiegata la natura dello studio di ricerca o perché gli fu negato il trattamento. Fu sepolto in una cassa di pino in un cimitero fuori città. Solo poche persone parteciparono al suo funerale.

Il mio studente non riusciva a credere che questa storia fosse potuta accadere in America. Gli dissi che questa non era l'unica volta che un'inappropriata sperimentazione umana si era verificata negli Stati Uniti. Alla fine degli anni '50, l'Esercito degli Stati Uniti somministrò degli allucinogeni, come l'LSD, per studiare i loro effetti. Ai soldati non fu dichiarata la verità riguardo allo studio, perciò non erano in grado di rifiutare la partecipazione.

"Siamo pronti a puntare il dito contro la sperimentazione umana che avvenne nella Germania nazista e nel Giappone imperiale durante la Seconda Guerra Mondiale", dissi a Justin, "ma,nonostante queste atrocità fossero già avvenute, alcuni dei nostri scienziati si stavano comportando, in parte, allo stesso modo qui a casa nostra.

*

La sifilide è causata da un batterio a forma di spirale chiamato Treponema pallidum. *L'agente eziologico è stato scoperto nel 1905.*

Un anno dopo fu sviluppato il test di Wasserman per la diagnosi. Storici della medicina hanno descritto epidemie di sifilide molti secoli prima che il T. pallidum fosse scoperto. La sifilide è trasmessa attraverso rapporti sessuali non protetti, o da una madre infetta al figlio. L'incidenza della sifilide è maggiore nei paesi in via di sviluppo, tra gli uomini gay e le prostitute. Non esiste un vaccino disponibile per proteggere la popolazione. L'uso del preservativo durante il rapporto sessuale può diminuire la diffusione della malattia.

Furono reclutati come soggetti per il Tuskegee Syphilis Study dal 1932 al 1972 un totale di 399 uomini neri dell'Alabama rurale. Come Leroy, la maggior parte era povera e ignorante. I rapporti sulla ricerca venivano pubblicati ogni anno in riviste mediche affidabili. Anche se meno noto nella storia, gli Stati Uniti condussero anche uno studio sulla sifilide in Guatemala dal 1946 al 1948.

L'abuso sui soggetti del Tuskegee Syphilis Study portò alla pubblicazione del Belmont Report nel 1978. Questo documento determinò la creazione dell'Office of Human Protections chiamato anche Institutional Review Board, o IRB. Oggi, tutta la ricerca condotta su soggetti umani è esaminata e approvata dal IRB, un gruppo di medici, studiosi di etica e membri laici. Tutti i centri medici e gli ospedali, che conducono sperimentazione clinica, devono avere l'approvazione IRB. Essi sovrintendono ai protocolli per vedere se la ricerca è condotta in modo etico. La partecipazione deve essere volontaria e deve avvenire senza indebite pressioni, particolarmente per i gruppi vulnerabili, come i bambini, i prigionieri, o gli individui che non sono in grado di comprendere gli obiettivi dello studio di ricerca. Il documento del consenso informato è un fattore dirimente per lo svolgimento degli studi di ricerca clinica. Questo documento informa i potenziali partecipanti sull'obiettivo dello studio, il loro ruolo, i rischi associati all'utilizzo delle cure mediche, le eventuali lesioni o malattie causate dallo studio, e la possibilità di ritirarsi da uno studio in qualsiasi momento.

Leroy Willis non fu informato degli obiettivi dello studio e non gli fu detto che farmaci alternativi erano disponibili dopo il suo arruolamento. La sua vicenda rappresentò chiaramente un episodio di sfruttamento di una popolazione vulnerabile.

Come membro di una razza minoritaria che vive in America, non riesco a capire come gli scienziati e i medici, con tutte le buone intenzioni, possano avere volontariamente consentito questa pratica.

Consenso

Alito Cattivo

****

Connor Geiger era un dirigente pubblicitario e un uomo di successo. Aveva un ufficio che si affacciava su Madison Avenue a Midtown Manhattan, ma per quanto lo riguardava, l'ufficio avrebbe potuto facilmente essere a Manhattan, nel Kansas; difatti, Connor raramente guardava fuori dalla finestra del suo studio per godere della vista di quella vivace città. Un sabato, a casa sua alla periferia di una cittadina del Connecticut, ebbe la solita, periodica discussione con la moglie.

"Fa parte della mia professione", disse a sua moglie Marie. "Devo dimostrare il mio valore ogni giorno".

"Ma la tua ultima campagna pubblicitaria per l'azienda della zuppa ha fatto guadagnare loro milioni di dollari", osservò Marie. "Non basta questo a dimostrare il tuo valore?".

"C'è un manifesto in ufficio, con un quesito al quale tutti dobbiamo rispondere con dei fatti che recita: '*Che cosa hai fatto per noi, ultimamente?*'", rispose Connor.

"Tu presto farai una brutta fine. Proprio come tuo padre", disse Marie mentre lasciava la stanza. Lo amava profondamente, ma non c'era nulla che potesse fare per convincerlo a rallentare. Il suo lavoro era la sua amante.

Il padre di Connor morì di un attacco di cuore alla

giovane età di 52 anni. Come Connor, suo padre era un dirigente di una compagnia di assicurazioni a Hartford, ed era anche un maniaco del lavoro. Il padre di Connor non aveva il colesterolo alto o un prematuro ispessimento delle arterie. La sua morte fu attribuita a "stress eccessivo".

Connor lavorava dieci ore al giorno per cinque giorni alla settimana. Prendeva il treno vicino a casa ed arrivava in ufficio alle 7 del mattino. Era sempre di corsa e di solito saltava la colazione. Portava la sua valigetta con sé in ogni momento e lavorava anche durante gli spostamenti. Ci sarebbero voluti altri venti anni prima che i cellulari fossero di uso diffuso ma, se fossero stati disponibili ai suoi tempi, sarebbe stato costantemente al cellulare a parlare con i clienti e i collaboratori dell' ufficio. Un minuto dopo che era entrato in ufficio, la sua segretaria aveva già pronto il caffè. Ne beveva 4-5 tazze durante il giorno, sempre nero. Anche le abitudini alimentari di Connor, per il pranzo, erano pessime. Mangiava nei ristoranti fast food perché non voleva perdere tempo lontano dal lavoro. Quando Connor usciva con i colleghi e con i clienti, andava spesso in un ristorante tailandese, dove ordinava piatti caldi e piccanti. Connor era anche un accanito fumatore: fumava un intero pacchetto di sigarette senza filtro ogni giorno. A volte, alla fine della giornata di lavoro, prima di andare a casa, si fermava in un bar vicino all'ufficio. Connor non era un alcolizzato, ma un bicchierino o due di bourbon lo aiutavano a scaricare la tensione della giornata. Nei fine settimana, Connor giocava a golf al country club locale. Questa era la sua unica attività fisica, ma in realtà guidava una golf car elettrica per spostarsi da una buca all'altra e non camminava sul campo. Inoltre, durante il suo giro, fumava diversi grandi sigari.

Fu abbastanza prevedibile pertanto che a Connor, quando aveva circa 45 anni, venisse un'ulcera allo stomaco. Andò a trovare il Dr. John Bennett, che era il suo medico di famiglia. Il Dr. Bennett disse a Connor che lo stress, il fumo, l'alcol e la cattiva alimentazione erano responsabili della sua ulcera.

"Tuo padre aveva l'ulcera?", chiese a Connor durante una visita di routine. Connor annuì. "I tuoi geni possono essere un ulteriore fattore per spiegare il motivo per cui hai sviluppato questa ulcera. L'eccesso di acido nello stomaco sta erodendo il rivestimento protettivo del tuo sistema digestivo. Ti prescriverò degli antiacidi che neutralizzeranno gli acidi del tuo stomaco e allevieranno il dolore". Il trattamento con farmaci antiacidi non riuscì a curare l'ulcera di Connor. Per molti anni, soffrì di crampi allo stomaco, nausea, gonfiore, e feci nere causate dal sanguinamento del tratto gastrointestinale che comportava il rilascio di emoglobina nelle feci. Su consiglio del suo medico, Connor ridimensionò il suo programma di lavoro, smise di fumare e bere alcolici. Pochi anni dopo, il Dr. Bennett lesse di una nuova teoria per quanto riguarda l'eziologia delle ulcere gastriche. Chiese a Connor di tornare nello studio, dove gli fu proposto di sottoporsi a un nuovo test di laboratorio ....

*

Il Dr. Martin Barry conseguì il dottorato in medicina interna e completò la specializzazione e il tirocinio di formazione presso l'University Hospital nei primi anni '80. Lì incontrò Adelaide Kilgore, una giovane patologa che era anche lei in formazione. Si frequentarono per un po', ma decisero di rimanere solo amici e colleghi. Sia Martin che Adelaide si interessavano alle

254

malattie gastrointestinali. Adelaide stava studiando le biopsie gastriche e notò che in alcune erano presenti batteri che sembravano essere "curvi". Martin, successivamente, ipotizzò che tali batteri potessero essere la causa delle ulcere peptiche.

"Sciocchezze", fu la risposta di Adelaide. "E' ben noto che l'agente causale è il difficile ambiente acido dello stomaco. Probabilmente si tratta di riscontri accidentali".

"Ma ho appena letto un articolo che descriveva il *Campylobacter jejuni* come causa di gastroenteriti di origine alimentare", disse Martin.

"Il *Campylobacter* non è l'unico microrganismo che ha un flagello". Entrambi sapevano che un flagello è una struttura simile a un capello che protrude da batteri e parassiti. "Hai pensato all'*Helicobacter*?".

Questa conversazione stimolò un nuovo filone di ricerca da parte dei due ricercatori clinici. Nella revisione della letteratura, Martin trovò segnalazioni di casi in cui i batteri a spirale erano stati osservati nei fluidi gastrici, ma nessuno pensava che questo fosse l'agente causale dell'ulcera gastrica. Trascorsero i successivi due anni a caratterizzare le biopsie gastriche dei pazienti con ulcere gastriche. Scoprirono che questo batterio era diffuso nei pazienti affetti da ulcera gastrica, ma non lo videro nei pazienti con altre cause di dolore addominale con ulcere emorragiche, così come nelle intossicazione alimentari.

Martin e Adelaide inviarono un manoscritto, relativo alle loro osservazioni cliniche e all'ipotesi che l'*Helicobacter* fosse l'agente eziologico delle ulcere gastriche, a una rivista di gastroenterologia di alto livello. L'articolo fu rifiutato da tre revisori esperti i cui nomi non erano visibili agli autori. Nei commenti del revisore, c'erano aggettivi come "conclusioni infondate, speculazione irresponsabile" e "giornalismo sensazionalista". Martin e Adelaide rimasero affranti nel vedere il loro lavoro completamente respinto con queste argomentazioni. Imperterriti, lo inviarono a un giornale di microbiologia clinica dopo qualche modifica minore, per adattarlo allo stile di pubblicazione della rivista. Dopo poche settimane, ritornò un'altra lettera di rifiuto. Questa lettera, tuttavia, era meno critica e più solidale. C'era un commento che fu particolarmente utile. "Gli autori non hanno rispettato il postulato di Koch, ossia quello di stabilire una relazione causale tra un microbo e la malattia". Martin chiese ad Adelaide quello che sapeva su Koch. Adelaide, pur essendo ancora piuttosto giovane nel campo della microbiologia, rimase comunque imbarazzata perché non aveva considerato l'importanza di questo postulato fondamentale nella formulazione del loro lavoro.

"Nel 1890, Koch, un microbiologo tedesco che studiava il colera e la tubercolosi, elencò quattro postulati. I primi due sostengono che il microrganismo deve essere trovato in abbondanza, deve essere isolato in un paziente malato e non deve essere presente nei soggetti sani. Abbiamo dimostrato questi postulati", disse Adelaide. "Ma gli ultimi due affermano che il microrganismo, in coltura, deve causare la malattia quando introdotto in un individuo sano, e che il microrganismo deve essere poi nuovamente isolato dallo stesso individuo su cui è stata causata sperimentalmente la malattia. Abbiamo bisogno di trovare un modello animale per vedere se siamo in grado di infettarlo con l'*Helicobacter*", fu la dichiarazione conclusiva di Adelaide.

Nei sei mesi successivi, i due si procurarono numerose

specie di mammiferi, li infettarono con l'*Helicobacter* e attesero la formazione di un'ulcera gastrica. I loro studi furono condotti sui topi, ratti, conigli e maialini. Nessuno di loro ospitava il batterio. Martin pensò tra sé e sé: "*Forse tutti i revisori hanno ragione e noi stiamo sbagliando*". Molti dei colleghi di Martin erano ormai professori associati presso le principali università mediche o avevano fiorenti attività professionali. Martin era ancora solo un ricercatore per di più pagato con uno stipendio piuttosto basso. "*Ho sprecato gli ultimi tre anni della mia vita?*". Martin andò a casa da sua moglie, Mary, che aveva sposato due anni prima. Speravano di creare una famiglia, ma non potevano permettersi di avere bambini con i loro due stipendi. Mary lavorava come cassiera in un negozio del quartiere e, insieme, riuscivano appena a sbarcare il lunario. Martin le chiese se doveva porre fine a questa linea di ricerca e accettare l'offerta, che aveva ricevuto un anno prima, di entrare in un gruppo di medici di medicina generale.

"Credi ancora che la teoria sia corretta?", chiese Mary al marito.

"Sì, non sono in grado di provarlo, però nel mio cuore sento che è ineccepibile", le rispose.

"Ma perché sei così sicuro?", chiese lei.

"Ho iniziato a dare antibiotici a largo spettro ad alcuni dei pazienti della clinica che avevano ulcere gastriche. Molti di questi pazienti sono migliorati. Sono sicuro che sono questi farmaci che stanno uccidendo i batteri", spiegò Martin a sua moglie.

"E' etico fare questo?" chiese lei.

"Dare un antibiotico a qualcuno che ha i sintomi di tipo influenzale non è fuori dai limiti. Quello che non so è se i farmaci stanno trattando l'ulcera o un'infezione batterica".

"Continua la tua ricerca ancora per un po' di tempo. Abbiamo abbastanza soldi per vivere. Posso chiedere ai miei genitori un po' di sostegno, se ne abbiamo bisogno", disse Mary.

Sebbene Martin fosse felice dell'atteggiamento comprensivo di Mary, non gli piaceva l'idea di chiedere supporto ai suoi suoceri. Nonostante Martin piacesse ai genitori di Mary, lui percepiva che avrebbero preferito che lei avesse sposato il figlio di un amico di famiglia di lunga data. Così Martin si diede un termine per trovare la prova di cui aveva bisogno. Lui e Adelaide provarono su un paio di modelli animali, ma senza alcun risultato. I fondi per la ricerca, che gli erano stati assegnati per seguire questo progetto, si stavano ormai prosciugando e lui stava per raggiungere la scadenza che si era autoimposto. Martin concluse che questa infezione forse colpiva esclusivamente gli esseri umani e che aveva bisogno di una cavia umana.

Martin tornò in laboratorio e si fece fare dalla sua infermiera, che collaborava alla ricerca, un'endoscopia. Non disse all'infermiera quello che stava progettando, ma solo che aveva bisogno di riconfermare come si presentava un risultato normale. Il giorno dopo, quando era solo in laboratorio, Martin bevette una soluzione contenente una coltura di *Helicobacter pylori* vivi! Martin non aveva chiesto l'autorizzazione al comitato etico dell'Università, né aveva detto niente a sua moglie. Nel giro di tre giorni, si ammalò; aveva diarrea sanguinolenta e vomito. Diventò anemico e debole a causa della perdita di sangue dall'ulcera. Ma aspettò qualche giorno prima di dirlo a qualcuno. A quel punto, il suo medico lo ricoverò in un ospedale. Disse ai medici che aveva un'ulcera gastrica, e chiese loro di eseguire un'endoscopia.

Fu eseguita una biopsia e la diagnosi venne confermata. Organizzò l'invio dei campione gastrici al suo laboratorio di ricerca per eseguire l'esame colturale. Dopo alcuni giorni, il laboratorio di ricerca confermò la presenza di *H. pylori*. Sia la moglie sia Adelaide erano con lui in ospedale quando ricevette la notizia che nella biopsia erano stati trovati batteri appartenenti alla specie dell'*H. pylori*. La sua teoria si era dimostrata corretta. Esaltato dalla notizia, ma stremato dalla sua malattia, abbracciò la moglie e tranquillamente borbottò alla sua collega di laboratorio: "Koch. Koch. Post. Post-u-lato, ora abbiamo, abbiamo le parti 3 e, e 4". Poi svenne. Quando si svegliò il giorno dopo, Martin scoprì che era stato trattato con antibiotici. Il ricercatore aveva tenuto nascosto di essere malato perché voleva che l'infezione facesse il suo decorso completo. Per fortuna, recuperò pienamente dalla sua infezione auto-provocatasi. Martin presentò i suoi risultati a un congresso nazionale di gastroenterologia. Sebbene molti tra il pubblico fossero rimasti sconvolti dal fatto che avesse usato se stesso come cavia, alcuni di loro cominciarono a dare credito alla sua teoria. Nel giro di un anno, ricevette un finanziamento per compiere uno studio prospettico in doppio cieco, con l'obiettivo di verificare se gli antibiotici potevano curare sia le ulcere gastriche che quelle duodenali. Se era l'*Helicobacter* a provocare l'ulcera, i pazienti trattati avrebbero dovuto ottenere risultati migliori. Lo studio fu condotto in diversi centri. Quando la metà dei pazienti previsti venne reclutata, fu fatta un'analisi ad interim. Quando le identità dei pazienti "trattati" e del "gruppo placebo" furono rivelate, Martin e i suoi collaboratori videro che i pazienti trattati con gli antibiotici avevano avuto un significativo miglioramento. Il dato fu discusso dai membri del comitato etico dell'Università, che stabilirono che lo studio era stato un successo e che non era più etico continuare lo studio fino alla conclusione prevista. La logica era che gli individui che ricevevano il farmaco placebo non potevano beneficiare degli effetti degli antibiotici somministrati al gruppo trattato. Anni dopo, Martin e Adelaide furono celebrati in tutto il mondo per la loro scoperta scientifica.

*

Pochi anni dopo la scoperta di Martin e Adelaide relativa all'*H. pylori*, Connor fu visto da un gastroenterologo presso il mio ospedale. Stavamo sperimentando una nuova procedura diagnostica per determinare un'infezione da *H. pylori*. A Connor fu chiesto di bere una bevanda contenente una soluzione di urea, in cui l'atomo di carbonio era stato marcato con l'isotopo ^{13}C del carbonio. Questo isotopo naturale non è radioattivo, è molto stabile, e si trova in tutti i composti organici in una percentuale di circa l'1%. L'*Helicobacter* è noto come microorganismo "urea-splitting", in grado cioè di scindere l'urea. Se presenti nel tratto intestinale di Connor, i batteri produrrebbero ureasi, un enzima che metabolizza l'urea marcata producendo anidride carbonica marcata come sottoprodotto. Questo gas è normalmente espirato e può essere rilevato nel respiro di un paziente infetto. Il test respiratorio richiede l'uso di uno spettrometro di massa, che verifica il peso molecolare dei composti. L'utilizzo dell'isotopo ^{13}C del carbonio produrrà una molecola di CO_2 che avrà un'unità di massa molecolare maggiore del solito gas che contiene l'atomo ^{12}C del carbonio.

Un palloncino di Mylar fu portato nella stanza, dove veniva eseguito l'esame. A Connor fu chiesto di bere la soluzione alla quale era stato aggiunto il carbonio ^{13}C. Gli assicurai che l'esposizione a questo isotopo non comportava alcun rischio. Dopo 30 e 60 minuti, a Connor fu chiesto di emettere il respiro in palloni separati. L'apertura di ognuno di essi fu sigillata e i campioni furono poi consegnati al mio laboratorio di spettrometria di massa. I tecnici iniettarono il gas direttamente dal palloncino nello strumento e in pochi secondi un picco per la $^{13}CO_2$ divenne evidente sulla stampata. Questo confermò che Connor aveva un'ulcera gastrica causata da infezione da *H. pylori*. Quando il Dr. Bennett ricevette il risultato del test, gli prescrisse immediatamente gli antibiotici. Al termine di una settimana di terapia, Connor si sentiva molto meglio. La ripetizione del test del respiro diede esito negativo, il che indicava che la sua infezione era stata trattata con successo.

Connor tornò a lavorare a tempo pieno come dirigente pubblicitario. Anche se lo stress della sua vita non era stato la causa della sua infezione gastrica, Connor condusse una vita molto più sana senza fumo, con un'alimentazione migliore, meno ore di lavoro e più esercizio fisico.

*

La correlazione tra l'infezione da H. pylori *e l'ulcera fu scoperta nel 1982 dal Dr. Barry Marshall e dal Dr. Robin Warren che lavoravano al Royal Perth Hospital in Australia Occidentale. Per la loro scoperta, la coppia vinse il Premio Nobel per la medicina nel 2005. I dottori Marshall e Warren affrontarono una minuziosa verifica da parte dei colleghi quando furono pubblicate le loro teorie. Poiché questi scienziati non riuscirono a trovare un modello animale adatto, il Dr. Marshall si fece inoculare il batterio* Helicobacter *attivo, al fine di dimostrare la loro teoria. Tre giorni dopo che il Dr. Marshall aveva bevuto la soluzione contenente l'*H. Pylori, *la madre notò che soffriva di alitosi, il termine* scientifico per indicare "alito cattivo". Questo perché la sua infezione aveva aumentato il suo pH gastrico, con conseguente alterazione della flora intestinale gastrica. Questi batteri generavano prodotti di scarto gassosi che erano espulsi attraverso il respiro. L'effettuazione di auto-sperimentazione umana oggi viola i regolamenti stabiliti dalla Institutional Review Boards e dai comitati etici. La pubblicazione di tali risultati non sarebbe possibile.

Oggi è noto che le infezioni da H.pylori sono responsabili della maggior parte dei casi di ulcere gastriche e duodenali. Circa il 50% della popolazione mondiale ospita l'H. pylori nel tratto gastrointestinale superiore, ma la gran parte di questi individui non mostra segni di un'ulcera. Non è esattamente noto come si trasmetta l'infezione, ma si pensa che sia dovuta ad alimenti contaminati e all'acqua. Di conseguenza, i paesi del terzo mondo hanno una maggiore incidenza d'infezioni rispetto al mondo occidentale. Fortunatamente, il tasso d'infezione è in calo in tutto il mondo.

Le ulcere gastriche sono trattate con antibiotici come la claritromicina e l'amoxicillina e con l'uso di farmaci noti come inibitori della pompa protonica, come l'omeprazolo. Gli inibitori della pompa protonica riducono la quantità di acido secreto nello stomaco. Ci sono state recentemente segnalazioni di antibiotico-resistenza dell' H. pylori. A causa dell'aumento dei problemi di resistenza, è consigliabile una terapia sequenziale costituita da un inibitore della pompa protonica (PPI) più amoxicillina per 5 giorni, poi un PPI, claritromicina, e tinidazolo per altri 5 giorni. Il tasso di guarigione è pari al 90%.

La diagnosi d'infezione da H. pylori può essere effettuata attraverso il test del respiro con l'urea marcata con l'isotopo del carbonio o con la ricerca dell'antigene nelle feci. Il gold standard è una biopsia gastrica in cui il campione viene raccolto durante l'endoscopia. L'urea e un indicatore di pH vengono aggiunti alla biopsia. Un aumento del pH, come indicato tramite un cambiamento nel colore della cartina indicatrice, conferma l'infezione, in quanto l'ammoniaca è una base debole ed è generata dalla reazione dell'ureasi prodotta dal batterio.

Epilogo

****

Nel mio primo libro "*Tossicologia! Perché ciò che non conosci potrebbe ucciderti*", ho descritto gli effetti negativi causati dall'uso di sostanze stupefacenti. Il laboratorio di tossicologia ha strumenti di analisi particolari e sofisticatiche ci consentono di agire come veri e propri investigatori. I risultati dei test su droghe e alcol spesso ci portano a frequentare le aule dei tribunali.

Nel mio secondo libro, "*L'Assassino occulto: Quando qualcosa va male nell'esame di laboratorio*", ho descritto come le persone si ammalino o muoiano a causa della mancata prescrizione di un test di laboratorio clinico, o per prestazioni inadeguate del test o per l'errata interpretazione di un risultato.

Il libro, "*Microbiologia! Perché ciò che non conosci potrebbe ucciderti*", parla delle infezioni da batteri, virus e parassiti che, quando non vengano riconosciute, possono causare gravi malattie o, addirittura, uccidere. Il laboratorio svolge un ruolo importante nell'identificazione delle infezioni e nella scelta della terapia appropriata per il loro trattamento. Spetta, però, a noi capire i rischi che possiamo correre in determinate situazioni e cosa possiamo fare per evitare di finire nei guai.

Un tema secondario di questo lavoro è raccontare l'importanza dei microrganismi per la nostra salute quotidiana. In un individuo sano, il numero di microrganismi presenti nel nostro corpo supera il numero di cellule umane in un rapporto di 10 a 1. E' chiaro che non potremmo esistere senza flora batterica. Sembra un'ironia della sorte, di conseguenza, che le persone che evitano il contatto con i microbi siano quelle a maggior rischio d'infezione. Il vecchio detto, "*Chi va via, perde il posto in osteria*", si applica alle colonie batteriche normali che sono la migliore difesa contro gli agenti patogeni invasori. Senza questi "soldati" che presidiano il forte, non vi è difesa contro gli attacchi dei nemici.

Altri libri di questo autore, disponibili sul sito:

Tossicologia! Perché ciò che non conosci potrebbe ucciderti

Una raccolta di brevi racconti su veri casi di tossicologia clinica

<u>Recensioni online:</u>

Mi è piaciuto molto questo libro perché i racconti (io sono una mamma di 2 bambini di età inferiore ai 4 anni, quindi tutte le cose brevi e carine mi sembrano splendidi) sono avvincenti, accattivanti ed anche molto stimolanti! Ho particolarmente apprezzato che le storie mi abbiano fatto indignare o essere indulgente a seconda del singolo caso. E' stato avvilente leggere fatti che non avrei mai immaginato potessero accadere; questo è quello che ho trovato particolarmente accattivante di questo libro dalla prima all'ultima pagina! Se vuoi aprire gli occhi e restare sbalordito, dovrai assolutamente sentirti coinvolto!

Il Dr. Wu rappresenta una felice combinazione di Sherlock Homes con il Dr. Watson. Questo libro non è solo divertente da leggere, ma è anche educativo. Anche se la scienza è complessa, l'autore la spiega in modo chiaro e quindi anche un profano come me può capire. I racconti brevi ti permettono una lettura veloce e t'invitano a girare continuamente le pagine per scoprire il colpo di scena finale, ogni volta diverso.